新世纪全国高等中医药院校创新教材
中医临床前基本技能实训系列教材

中医诊断学基本技能实训

（供中医药各专业用）

主　编　李　峰　王天芳

副主编　薛晓琳　关　静　宋月晗
　　　　吴秀艳

编　委　（按姓氏笔画排序）

马　捷　王天芳　毛　萌

刘　燕　关　静　杨毅玲

李　峰　李洪娟　吴凤芝

吴秀艳　宋月晗　陈家旭

赵　歆　赵　燕　赵精一

康纯洁　梁　嵘　薛晓琳

中国中医药出版社
·北京·

图书在版编目（CIP）数据

中医诊断学基本技能实训/李峰，王天芳主编. —北京：中国中医药出版社，2014.9
（2022.7 重印）
中医临床前基本技能实训系列教材
ISBN 978 - 7 - 5132 - 1971 - 6

Ⅰ. ①中… Ⅱ. ①李… ②王… Ⅲ. ①中医诊断学—中医药院校—教材 Ⅳ. ①R241

中国版本图书馆 CIP 数据核字（2014）第 170511 号

中国中医药出版社出版

北京经济技术开发区科创十三街 31 号院二区 8 号楼
邮政编码 100176
传真 010 - 64405721
河北新华第二印刷有限责任公司印刷
各地新华书店经销

开本 787 × 1092 1/16 印张 12.75 字数 277 千字
2014 年 9 月第 1 版 2022 年 7 月第 4 次印刷
书号 ISBN 978 - 7 - 5132 - 1971 - 6

定价 38.00 元
网址 www. cptcm. com

服 务 热 线 010 - 64405510
购 书 热 线 010 - 89535836
维 权 打 假 010 - 64405753

微信服务号 zgzyycbs
微商城网址 https：∥kdt. im/LIdUGr
官 方 微 博 http：∥e. weibo. com/cptcm
天猫旗舰店网址 https：∥zgzyycbs. tmall. com

如有印装质量问题请与本社出版部联系（010 - 64405510）

中医临床前基本技能实训系列教材

编委会

前　言

　　现代高等中医药教育自诞生之日起始终伴随着争论与改革，在探索、改革、发展中一路走来。多年的研究和实践表明，高等中医药教育中院校教育改革的核心是建立符合中医学科特点和人才成长规律的课程体系并以恰当的形式付诸实践，其中如何使基础理论课程学习和相应的基本实践技能培训共同提高，全面发展尤其引人瞩目。

　　中医基本实践技能很多，其中对中医常用诊法的应用技能、对中医常用辨证方法的应用技能、接诊和病历书写、对中药常用饮片的辨识以及对一些常用传统养生康复方法的掌握等在中医入门伊始的学习中非常重要。这些实践技能的培养和训练是中医本科生进一步学习临床各科的重要基础，是联系中医药学基础理论和临床实践的桥梁，对毕业后的临床诊疗水平有重要影响。

　　"中医临床前基本技能实训系列教材"包括《中医诊断学基本技能实训》、《伤寒论基本技能实训》、《金匮要略基本技能实训》、《温病学基本技能实训》、《中药饮片辨识基本技能实训》和《养生康复基本技能实训》等六个分册，将中医诊断学、中药学、伤寒论、金匮要略、温病学和养生康复等课程的课间见习有效整合，开展实训，分学期、分重点培养学生的中医学基本技能和动手能力，了解和熟悉中医临床诊察疾病的方法和辨证论治的程序，了解和熟悉理、法、方、药综合运用的一般规律，积累一定的临床感性认识，为今后的中医临床学习奠定基础。

　　"中医临床前基本技能实训系列教材"由北京市优秀教学团队——中医临床前基本实践技能教学团队组织有关专家编写而成，旨在引入新的教育理念，强调以人为本，突出创新意识，强化案例教育，以激发学习者的创造性思维，探索个性化教育，供中医临床基础技能和思维培训各个环节参考使用。通过对实训要求、实训内容和实训重点、疑难点详细分析说明，阐明各部分培训目标和重点内容，并重点对实训操作和思辨进行讲解，通过图解、流程和病例进行说明，注重症状鉴别和证候鉴别。同时提供一定的练习题，以方便教师临床实习带教和学生临床实习。

　　本套教材能够顺利完成，得益于各位参与者的辛勤努力和无私奉献，也得益于教育部人才培养模式创新实验区项目（项目编号：2007015）、教育部人文社会科学研究"工程科技人才培养研究专项"（项目编号：10JDGC014）、国家实验教学示范中心、北京市优秀教学团队——中医临床前基本实践技能教学团队和国家中医药管理局教育教学改革项目的支持与资助。在此，谨以本套教材的付梓刊印向所有支持中医药教育的人们致以崇高的敬意！

　　应当指出，由于本套教材倡导的教学思路和模式有一些尚处于研究探索阶段，尽管参加研究和编写的专家都本着对教学高度负责的态度，反复推敲，严格把关，但也难免有疏漏或欠妥之处，敬请广大师生多提宝贵意见，促进中医临床基础技能和思维培训体系研究的发展和完善。

中医临床前基本技能实训系列教材编委会

2012 年 10 月

编写说明

中医诊断学临床实训，重点在于对中医诊法和辨证等实践技能的培训，是有关理论课的重要补充，是联系中医药学基础理论和临床实践的桥梁，是进一步学习临床各科知识和提高临床诊疗水平的基础。

有关中医诊法和辨证的临床技能培训在中医传统教育中占有重要地位。随着中医现代高等教育的发展和普及，近年来，临床实践技能的教学再一次得到广泛的重视，这就要求我们针对相应的培养目标和教学模式形成规范的教材。

本教材由北京市优秀教学团队——中医临床前基本实践技能教学团队组织有关专家总结近十年来有关中医诊断学临床技能实训课程建设和教学实践的成果及经验编写而成。旨在引入新的教育理念，强调以人为本，突出创新意识，强化案例教育。以激发学习者的创造性思维，探索个性化教育模式，以供中医临床基础技能和思维培训各个环节参考使用。

本书主要包括中医诊法临床技能和中医辨证思维培训两部分，上篇包括望诊、闻诊、问诊、切诊等四章，下篇包括八纲辨证、病因辨证、气血津液辨证、脏腑辨证、病历书写等五章。各章节前阐明此部分的实训要求、实训内容和重点、疑难点，之后对实训操作和思辨进行讲解，引入大量图解和病例，注重症状鉴别和证候鉴别。同时提供一定的练习题，以方便教师临床实习带教和学生临床实习。

本教材主要供高等中医院校中医专业和针灸推拿专业本科、七年制、九年制学生及研究生等在中医诊断学课程学习阶段和进一步学习临床各科课程前以及其他阶段进行中医诊法和辨证等思维、技能的实训时使用，也是广大从事中医和针灸教学、临床和科研工作人员的参考书籍。

此外，衷心感谢北京中医药大学翟双庆教授等领导和专家在本书编写过程中给予的指导和帮助。由于本书倡导的教学思路和模式尚处于研究探索阶段，尽管参加研究和编写的专家都本着对教学高度负责的态度，反复推敲，严格把关，但也难免有疏漏或欠妥之处，敬请广大教师和同学多提宝贵意见，以便再版时修订完善。

《中医诊断学基本技能实训》编委会

2014 年 6 月

目　录

上篇　四诊技能训练

下篇　辨证技能训练

上篇　四诊技能训练

第一章　望诊临床技能实训

　　望诊是指医生运用视觉观察患者的神、色、形、态等全身表现，头、面、五官、躯干、四肢、二阴、皮肤等局部表现，舌象及分泌物、排泄物色质的变化来诊察病情的方法。

　　因视觉观察最为直观方便，获取信息较早，占有信息量较多，故在认识疾病过程中具有十分重要的作用。医生对望诊的准确运用，对于病情资料的获取及病证的辨识有重要意义。望诊技能的掌握，除了必须具有扎实的基础理论知识外，还必须注意培养和训练敏锐、正确的观察能力，具备娴熟的望诊技术。

　　望诊时应注意以下几个问题：①光线：应在光线充足的地方进行，以明亮柔和的自然光线为佳。需要在灯光下进行望诊时，应注意各种光源对面色或局部色泽带来的影响，必要时可在自然光线下复诊。②体位：应选择恰当的体位，充分暴露受检部位。③温度：应保证在适宜的温度下进行望诊，以便获得客观准确的病情资料。

　　对患者进行望诊时，应有重点、分步骤地细心观察，还应注意望诊与其他诊法的密切结合，要注重动态的观察，以便对病情的变化进行准确判断。

第一节　望　神

【实训内容】

　　1. 望神的方法及注意事项。

　　2. 望神的重点。

　　3. 神的临床分型及各自的特征。

　　4. 结合病案分析，判断少神、失神等各类型神的临床意义。

【实训要求】

　　1. 掌握望神的基本方法及注意事项。

　　2. 学会从两目、面色、神情、体态等方面分辨得神、失神、假神、少神。

　　3. 掌握得神、少神、失神、假神的临床意义。

　　4. 掌握神乱常见的临床表现。

【重点难点】

1. 得神、失神、假神、少神的表现特征及鉴别。
2. 正虚失神与邪盛失神的区分。
3. 假神与重病好转的区分。

【实训操作】

一、操作要点

1. 望神应在刚一接触患者，患者无意之时进行，"一会即觉"，通过短暂观察对神的状况进行一个初步判断。

2. 重点观察患者的两目、气色、神情、体态四方面。

（1）**两目**：观察目光是明亮有神还是晦滞无光，眼球是否运动灵活。

（2）**气色**：观察全身皮肤颜色（以面部为主）的改变及皮肤色泽的荣润或枯槁。

（3）**神情**：观察精神意识和面部表情，可结合交流及对话的方式判断。

（4）**体态**：观察形体胖瘦、强弱及动作灵活与否。

3. 注意抓住一些关键症状和体征，如神昏谵语、循衣摸床、猝倒神昏、手撒遗尿、骨枯肉脱、形羸色败，饮食不入、泄泻不止等。这些症状一旦出现，多为病重，对判断失神具有重要意义。

二、学生示教

选择3~5名学生志愿者，要求志愿者采取坐位，面向窗户（或柔和的光源），使光线直接照射到面部。让被培训的学生仔细观察志愿者，判断其神的类型，完成下列表格的填写（见表1-1）。

表1-1　志愿者的临床表现和神的类型判定记录表

姓名	两目	气色	神情	体态	其他	神的类型判定

三、案例训练

案例1　徐某，男，70岁。患者于5个月前因咯血到当地医院就诊，做痰脱落细胞和胸部CT检查，确诊为肺气肿、右上肺肺癌，当时做右上肺肺癌切除手术，术后病理诊断为"肺泡癌"。因患者年岁已高，身体虚弱，不能耐受放疗、化疗，住院中病情无明显改善，故请中医治疗。症见：咳嗽，咳痰，偶有痰中带血，胸痛，语声低微无力，形体极度消瘦，精神委靡，卧床不起，面部晦暗，食欲减退，舌质淡，脉沉细无力。

［问题］

（1）神的类型判定？临床意义是什么？

（2）实证导致的失神有何临床表现？常见病因是什么？

［答案］

（1）依据患者的临床表现（面部晦暗，精神委靡，形体消瘦，卧床不起），判断该患者属于失神。提示正气大伤，机能衰减，病情危重，预后不良。

（2）实证导致失神常见的临床表现：神昏谵语或昏愦不语，舌謇肢厥；或猝倒神昏，两手握固，牙关紧闭，二便闭塞。多因热扰神明，邪陷心包或肝风夹痰蒙蔽清窍，阻闭经络所致。

案例2　张某，女，36岁。患者3个月前，因神疲乏力、心慌去某医院诊治，经血常规、骨髓等检查，诊断为"缺铁性贫血"，服维生素B_{12}、硫酸亚铁片等治疗。因服药后胃部不适，而未坚持正规服药，以致效果不佳，前来要求中医治疗。现症见：乏力，上4楼也要歇息2次，头晕眼花，耳鸣如蝉声，经常心慌不安，失眠，健忘，注意力不集中，食欲减退，腹胀，腹泻，形体中等，面色淡白无华，唇甲淡白，眼睑淡白，精神不振，舌质淡，苔白润，脉细无力。血常规检查结果：血红蛋白70g/L。

［问题］

（1）望诊的异常表现有哪些？

（2）神的类型判定？临床意义是什么？

［答案］

（1）望诊的异常表现主要体现在以下几个方面：①气色：面色淡白无华，唇甲淡白，眼睑淡白。②神情：精神不振。③体态：形体中等。④舌象：舌质淡。

（2）依据患者的临床表现，判断该患者属于少神。少神多见于虚证，该患者属于心脾两虚，气血不足。

案例3　赵某，女，39岁。患者5年前和男友分手后突发哭笑无常，狂躁不宁，失眠多梦。遂至当地精神病医院住院治疗，病情缓解而出院，出院后一直药物治疗，病情稳定。2天前与家人争吵后，病情复发，被强制前来就诊。症见：敲桌毁物，持刀伤人，不识亲友，或哭或笑，语无伦次，狂躁不宁，面红目赤，气粗痰鸣，舌红苔腻，脉滑数有力。

［问题］

（1）神的类型判定？

（2）神乱常见于哪些疾病，它们的临床表现和临床意义分别是什么？

［答案］

（1）依据患者的临床表现，判断该患者属于神乱。

（2）神乱临床常见于癫、狂、痫等病，具体临床表现和临床意义如下（见表1-2）。

表 1-2   神乱常见疾病及临床表现和临床意义

常见疾病	临床表现	临床意义
脏躁	时时恐惧，焦虑不安，心悸气促，不敢独处一室等	心胆气虚，心神失养
癫病、痴呆	精神抑郁，表情淡漠，神识痴呆，喃喃自语，哭笑无常，悲观失望等	痰气郁结，蒙蔽心神或先天禀赋不足
狂病	狂躁妄动，胡言乱语，少寐多梦，打人毁物，不避亲疏等	痰火扰心或阳明热盛，热扰心神
痫病	突然昏倒，口吐涎沫，两目上视，四肢抽搐，口发猪羊叫声，移时苏醒，醒后如常人等	肝风夹痰，闭阻清窍

【实训小结】

1. 通过本次实训，掌握望神的方法，即在接触患者的第一时间去观察，患者在无意之中最自然，信息最真实，并注意抓住判断神的一些关键症状和体征。

2. 学会从两目、面色、神情、体态等方面对神进行判定，掌握得神、少神、失神等的常见临床表现和临床意义，注意得神、少神、失神、假神的鉴别（见表 1-3）。

表 1-3   得神、少神、失神、假神鉴别表

鉴别要点	得神	少神	失神	假神
两目	两目灵活，明亮有神	两目晦滞，目光乏神	两目晦暗，目光无神	突然目似有光，但浮光外露
气色	面色荣润，含蓄不露	面色少华，暗淡不荣	面色无华，晦暗暴露	突然面似有华，但颧红如妆
神情	神识清楚，表情自然	精神不振，思维迟钝	精神委靡，意识模糊	突然神识似清，但躁动不安
体态	肌肉不削，动作自如	肌肉松软，动作迟缓	形体消瘦，反应迟钝	突然欲活动，但不能自转
临床意义	精气充足，体健神旺	精气不足，机能减退	精气大伤，机能衰败	精气极度衰竭，正气将脱

【思考与练习】

1. 如何区分少神和失神？

2. 假神有何临床表现？

3. 如何区分假神和重病好转？

第二节　望　色

【实训内容】

1. 正常面色的特征。
2. 望色的操作要点。
3. 面部常见赤、白、黄、青、黑等异常色泽变化的特征。
4. 结合病案分析，判断常见面色变化的临床意义。

【实训要求】

1. 掌握正常面色的特征。
2. 掌握望色的操作要点。
3. 掌握面部赤、白、黄、青、黑五色变化及主病。

【重点难点】

1. 五色主病。
2. 实热证与阴虚证导致面红的区别。
3. 面色白有苍白、淡白、㿠白的不同，区别其主病的不同。
4. 面色萎黄、面黄虚浮、黄疸的区别。
5. 阳黄与阴黄的区别。

【实训操作】

一、操作要点

1. 望色实际上包括对全身皮肤和黏膜色泽的观察，但临床上我们重点观察面部的皮肤。
2. 观察面部的皮肤，我们首先观察面部整体的情况，然后观察面部不同区域的情况。
3. 望色除望赤、白、黄、青、黑色调变化外，还要重点观察肌肤的光泽，即荣润含蓄或晦暗枯槁。
4. 注意通过比较认识病色，包括患者面色与周围人群相比较，局部色泽变化与自身其他部位正常肤色比较。
5. 光线对颜色影响较大，最好在自然光线下望色，尤应避开有色光线，除此之外，还要排除化妆、昼夜、情绪、饮食等因素的影响。

二、学生示教

1. 选择一名健康学生志愿者，要求志愿者采取坐位，面向窗户（或柔和的光源），使光线要直接照射到面部。让被培训的学生仔细观察志愿者，写出正常面色的特征。

正常面色的特征：_____

2. 选择 3~5 名面色明显异常的学生志愿者，让被培训的学生仔细观察志愿者，完成下列表格的填写（见表 1-4）。

表 1-4　志愿者面色记录表

姓名	颜色	光泽	其他表现	临床意义

三、案例训练

案例 1　张某，女，2 岁。3 天前户外嬉戏，汗出当风后，出现发热，咳嗽，服药后病情无缓解，又添喘促。就诊时症见：面红，身热，哭闹不安，咳嗽，喘息异常急促，喉中有痰鸣声，食指络脉达气关，呈紫色，食量明显减少，大便 3 天未解，小便黄，舌尖红，脉滑数有力。

[问题]

（1）该患者面红产生的机理？

（2）导致面红的常见证候如何鉴别？

[答案]

（1）依据该患者食指络脉呈紫色，舌尖红，脉滑数等症状，判断该患者热邪炽盛，热盛而脉络扩张，气血充盈于面部，故见面红。

（2）实热证、阴虚证、戴阳证均可引起面色红，鉴别要点如下（见表 1-5）。

表 1-5　面红的常见证候鉴别表

证候	面红特征	舌、脉象
实热证	满面通红	舌红苔黄，脉数有力
阴虚证	两颧潮红	舌红少苔，脉细数
戴阳证	面色苍白，却颧部嫩红如妆，游移不定	舌淡苔白，脉浮大无力

案例 2　娄某，女，40 岁。患者是油漆工，近半年来渐感神疲、乏力，近 3 个月月经未来潮。诊时患者眼睑淡白，唇色白，爪甲不荣，时而头痛，头晕，经常失眠，舌质淡，脉细无力。血常规检查结果：血红蛋白 65g/L，白细胞 2.0×10^9/L。

［问题］

（1）该患者可能会出现何种面色？

（2）面色白常见于哪些证候？

［答案］

（1）该患者出现眼睑淡白，唇色白，爪甲不荣，舌质淡，脉细无力，提示血液亏虚，不能上荣于面，可能导致面色淡白或面色萎黄。

（2）导致面色白的常见证候如下（见表1-6）。

表1-6　面色白的常见证候小结表

面色白	证候
面色淡白	气血不足
面色㿠白	阳虚或阳虚水泛
面色苍白	亡阳证、实寒证、大出血

案例3　宋某，男，40岁。有慢性乙型肝炎病史5年，病情迁延，时好时坏，经常感觉右胁部胀痛，四肢无力，近1个月又出现皮肤、双目巩膜黄染，黄色鲜亮，恶心，腹胀，厌油腻，食量明显减少，小便黄，大便溏薄，腹部有蜘蛛痣，诊断为"失代偿期肝硬化"，经西药治疗未获显效，前来就诊。诊时患者面色黄，外形消瘦，舌红，苔黄腻，脉弦而数。

［问题］

（1）该患者所患疾病的中医名称？

（2）如何区分阳黄和阴黄？

［答案］

（1）患者有皮肤、双目巩膜黄染和小便黄的表现，说明他所患疾病为中医的黄疸。

（2）阳黄和阴黄的鉴别（见表1-7）。

表1-7　阳黄和阴黄的鉴别

黄疸	特点	临床意义
阳黄	黄色鲜明如橘皮	湿热
阴黄	黄色晦暗如烟熏	寒湿

【实训小结】

1. 望色的重点观察部位是面部皮肤，面部不同部位分候不同的脏腑，不同部位色泽的变化可以反映相应脏腑的病变，《黄帝内经》（简称《内经》，下同）提到两种分候方法，分别是《灵枢·五色》分候法（见表1-8）和《素问·刺热》分候法（额部-候心，鼻部-候脾，左颊-候肝，右颊-候肺，颏部-候肾）。

表 1-8   《灵枢·五色》面部分候脏腑

面部名称	分候脏腑	面部名称	分候脏腑
庭（额）	首面	肝下（鼻端，又称准头、面王）	脾
阙上（眉心上方）	咽喉	方上（鼻翼）	胃
阙中（眉心）	肺	中央（颧骨下）	大肠
阙下（鼻根）	心	夹大肠（颊部）	肾
下极之下（鼻柱）	肝	面王以上（鼻端两旁上方）	小肠
肝部左右（鼻柱旁）	胆	面王以下（人中）	膀胱、胞宫

2. 面色分为常色和病色两类。常色应区分主色和客色，病色应注意辨别善色与恶色（见表 1-9）。

表 1-9   常色和病色归纳表

类型	特点
常色	主色：人生来就有，终生基本不变的面色 客色：受各种非疾病因素影响（季节气候、饮食、情绪、运动等），面部发生的正常范围内的色泽变化
病色	善色：面色虽有异常，但仍光明润泽，提示脏腑精气未衰，胃气尚能上荣于面，多见于新病、轻病，预后较好 恶色：面色异常，并且晦暗枯槁，提示脏腑精气衰败，胃气不能上荣于面，多属久病、重病，预后不良

3. 病色分为青、赤、黄、白、黑五种，掌握常见主病（见表 1-10）。

表 1-10   五色主病表

颜色	临床意义
青	寒证，痛证，血瘀，惊风
赤	热证（实热证：满面通红；虚热证：两颧潮红）；戴阳证（颧红如妆，游移不定）
黄	脾虚；湿证［萎黄：脾虚气血不足；黄胖（黄而虚浮）：脾虚湿阻；黄疸（身、面目俱黄）之阳黄（黄色鲜明如橘子色）：湿热；黄疸之阴黄（黄色晦暗如烟熏）：寒湿］
白	虚证（包括气虚、血虚、阳虚证），寒证，失血，夺气
黑	肾虚（肾阴虚：面色黑而干焦；肾阳虚：面色黑而暗淡）；水饮；血瘀；痛证

【思考与练习】

1. 善色和恶色的鉴别要点？

2. 血瘀证可见哪些异常面色？

3. 面黄的分类及主病？

4. 举例说明望色的临床意义？

第三节　望姿态

【实训内容】

1. 望姿态的操作要点。
2. 常见异常动静姿态和异常动作的特征。
3. 结合病案分析，辨别常见异常动静姿态和异常动作的临床意义。

【实训要求】

1. 掌握望姿态的操作要点。
2. 掌握立姿、卧姿、坐姿等异常动静姿态及临床意义。
3. 掌握抽搐、蠕动、半身不遂等异常动作及临床意义。

【重点难点】

1. 动静姿态变化的一般规律。
2. 半身不遂表现的特点及临床意义。

【实训操作】

一、操作要点

1. 坐姿　坐而仰首还是俯首，是端坐位还是半卧位，有无坐卧不宁或以手抱头等情况。

2. 卧姿　卧时面喜向内还是向外，仰卧伸足还是蜷卧缩足。

3. 立姿　有无站立不稳，倚物支撑，以手扪心或以手护腹等情况。

4. 行态　有无行走时震动不定，行走之际，突然停止或行动艰难等情况。

5. 异常动作　有无睑、面、唇、指、趾不时颤抖，有无手足蠕动或拘急，有无四肢抽搐、角弓反张，有无循衣摸床、撮空理线，有无突然昏倒、不省人事、半身不遂、口眼歪斜等，儿童应观察有无挤眉弄眼、努嘴伸舌等情况。

二、案例训练

案例 1　袁某，男，50 岁。咳喘已 9 年，经常住院，西医诊断为"慢性支气管炎、慢性阻塞性肺气肿"，入冬以来，咳喘加重，经西药治疗效果欠佳，前来求治于中医。患者咳嗽，憋闷气喘，夜不能平卧，卧则气喘，张口抬肩，咳痰量多，每天吐清稀白痰大约 450mL，舌苔水滑，脉滑。

　　［问题］该患者患了中医何种病证？夜不能平卧产生的机理？

　　［答案］依据咳嗽，憋闷气喘，咳痰量多，舌苔水滑，脉滑等表现，判断该患者属于中医的肺胀，病机为痰饮停肺。痰饮停肺，肺气壅滞，故夜不能平卧。

案例2 林某，男，54岁。1997年12月患脑梗死，右侧上下肢不能动，西医治疗未见改善，于1998年2月来诊，要求服中药。诊时：口眼向左歪斜，右半身不遂，口角流涎，喉间痰声辘辘，口干咽燥，时易激动，舌红，苔黄腻，脉弦数。

［问题］

（1）该患者患了中医何种疾病？病机是什么？

（2）中风的中脏腑和中经络如何区分？

［答案］

（1）依据患者口眼向左歪斜，右半身不遂的表现，判断其所患为中风病。依据喉间痰声辘辘，口干咽燥，时易激动，舌红，苔黄腻，脉弦数的表现，判断病机为痰热互结。

（2）中医把中风分为中经络与中脏腑两大类。中经络病位较浅，病情较轻，一般无神识改变，仅表现为口眼歪斜，语言不利，半身不遂；中脏腑病位较深，病情较重，多表现为神识不清，口眼歪斜，半身不遂，且常有先兆和后遗症出现。

案例3 朱某，男，10岁。患儿从7岁开始每3～4个月会出现一次突然跌倒，不省人事，口吐白沫，口中惊叫声，约20分钟后清醒，醒后疲乏，精神不振。近3个月来，发作频繁，每月发作3～5次，寻求中医治疗。现症：面色萎黄，精神倦怠，声低无力，记忆力减退，食量减少，睡眠正常，大便稀，舌质淡，苔白腻，脉沉细。

［问题］患者所患为中医什么病？如何与中风病区别？

［答案］依据患者发作主要表现：突然跌倒，不省人事，口吐白沫，口中惊叫声等，判断该患者所患疾病属于中医痫病。痫病与中风病均会有突然昏倒，昏不知人的表现，但本病无半身不遂、口眼歪斜等表现，而中风病亦无本病之口吐涎沫、两目上视、口中怪叫等表现。

【实训小结】

1. 望姿态主要观察患者有无异常动静姿态和体位动作的变化。不同的疾病常常可使患者产生不同的体位和动态，但一般诊断规律是：动者、强者、仰者、伸者，多属阳证、热证、实证；静者、弱者、俯者、屈者，多属阴证、寒证、虚证。

2. 望动静姿态，主要观察患者是否出现肢体动静失调或强迫体位、被动体位等特殊姿势，掌握异常坐姿、卧姿、立姿等的临床意义（见表1-11）。

表1-11 动静姿态小结表

动静姿态	特点	临床意义
坐姿	坐而仰首	痰饮停肺，肺气壅滞
	坐而喜俯	气虚体弱
	但卧不能坐，坐则晕眩	气血虚弱或脱血夺气
	但坐不得卧，卧则咳逆	肺气壅滞或心阳不足，水气凌心
	以手抱头，头倾，目陷睛迷	精神衰败

动静姿态	特点	临床意义
卧姿	卧时向内，喜静懒动	阴证，寒证，虚证
	卧时向外，躁动不安	阳证，热证，实证
	仰卧伸足，掀去衣被	实热证
	蜷卧缩足，喜加衣被	虚寒证
立姿	站立不稳	肝风内动或气血虚弱
	以手扪心，闭目蹙额	心虚怔忡
	以手护腹，俯身前倾	腹痛
行姿	行走时震动不定	肝风内动或筋骨虚损
	行走之际，突然止步不前，以手护心	真心痛
	行动艰难	腰腿病

3. 不同疾病可以产生不同的病态，望异常动作，应注意动作特征及临床主病（见表 1 - 12）。

表 1 - 12　异常动作的特点及临床意义

异常动作	临床意义
眼睑、颜面、口唇、手指、足趾不时颤动	热盛动风或虚风内动
手足蠕动	血虚生风或阴虚动风
角弓反张	热极生风，破伤风
猝然昏倒，半身不遂，口眼歪斜	中风病
猝然昏倒，四肢抽搐，口吐白沫，醒后如常	痫病
手足软弱，肌肉萎缩，行动不灵，而无疼痛	痿证
四肢关节肿痛，屈伸不利	痹证
挤眉弄眼，努嘴伸舌	先天禀赋或气血不足，风湿内侵

【思考与练习】

1. 中风患者常表现哪些异常动作特征？

2. 何谓角弓反张？有何临床意义？

3. 但坐不得卧，卧则气逆见于何种病证？

第四节　局部望诊

【实训内容】

1. 局部望诊的操作要点。

2. 常见头颅、囟门、头发的异常改变；目、耳、鼻、口唇、齿龈、咽喉部位颜色、形态等常见改变；颈项形态等常见改变；胸胁、腹部、腰背部形态的常见改变；四肢形态的常见改变；前后二阴形态的常见改变；皮肤颜色和形态的常见改变。

3. 结合病案分析，辨别头面、五官、躯体、四肢、二阴、皮肤常见色泽、形态改变的临床意义。

【实训要求】

1. 掌握局部望诊的操作要点。

2. 掌握常见头颅、囟门、头发、目、耳、鼻、口唇、齿龈、咽喉、颈项、胸胁、腹部、腰背部、四肢、前后二阴、皮肤等颜色和形态的常见改变及临床意义。

【重点难点】

1. 囟门、头发的常见异常表现及临床意义。

2. 口眼歪斜的表现和临床意义。

3. 五轮学说的内容，目的异常表现和临床意义。

4. 瘿瘤和瘰疬的临床表现和临床意义。

5. 斑、疹、痈、疽的临床表现和临床意义。

【实训操作】

一、操作要点

1. 望头面

（1）头颅：观察小儿头颅是否存在过大、过小及方颅等情况。头颅的大小以头围来衡量，头围指的是通过眉间和枕骨粗隆的横向周长。一般新生儿约34cm，6个月时约42cm，1周岁约45cm，2周岁约47cm，3周岁约48.5cm。明显超出此范围者为头颅过大，明显小于此范围者为头颅过小。

（2）囟门：小儿囟门有前囟（前囟呈菱形，约在出生后12～18个月内闭合）和后囟（后囟：呈三角形，约在出生后2～4个月内闭合）之分，临床上主要观察前囟是否存在凹陷、突起、迟闭或早闭等情况。

（3）头发：观察头发是否出现发白、发黄、枯槁、稀疏及脱发等色泽、形质、多少、分布的异常改变。

（4）面部：观察面部是否存在颜面水肿、腮部肿大、口眼歪斜，以及惊恐貌、苦笑貌等特殊面部表情。

（5）观察头部有无头摇、头颤等情况。

2. 望五官 观察目、耳、鼻、口唇、齿龈及咽喉的色泽、外形、动态等变化。

（1）目：观察眼睛不同部位的色泽、形态和动态变化。注意观察白睛的颜色有无发红、黄染等；黑睛是否灰白混浊等；目内、外眦脉络颜色有无变浅、变红等；眼眶周围的肤色有无发黑、发青等；眼睑是否浮肿，闭合、睁开是否正常，眼睑结膜的颜色有无变浅、变红等；眼窝有无凹陷、眼球有无突出及运动是否正常等；瞳孔有无缩小、散大及对光反射是否灵敏等。

（2）耳：观察耳轮是否出现淡白、青黑、焦黑及红肿、干枯、肌肤甲错等色泽、形态改变，以及耳道内有无分泌物的变化。

（3）鼻：观察鼻部是否有红肿或生疮、鼻柱塌陷、鼻翼扇动等色泽、形状及动态改变；鼻道内有无分泌物及其质地、颜色的改变等。

（4）口与唇：观察口唇的颜色、外形及动态等情况。注意有无淡白、深红、青紫、发黑、樱桃红等色泽变化；有无兔唇、干裂、肿胀、糜烂、结痂、水疱、流涎；有无口闭难开、口角歪斜、口开不闭、口角抽动等动态变化。

（5）齿与龈：观察牙齿有无干燥、稀疏松动、齿根外露及牙关紧闭等形质、润燥及动态改变；牙龈有无色淡、红肿、溢脓、出血及萎缩等色泽、形质改变等。

（6）咽喉：医生检查咽喉时，让患者坐位，头略后仰，张大口并发"啊"声，医生用压舌板在舌体前2/3和后1/3交界处迅速下压，即可进行观察。重点观察咽喉部有无色泽变化，有无伪膜或溃烂；扁桃体有无肥大、红肿、溃烂及脓点等。

3. 望颈项　观察外形和动态的变化。颈项部是否对称，生理弯曲是否正常，颈部气管是否居中，喉结是否正常，有无包块、瘘管等；有无项强、项软，颈动脉异常搏动及颈静脉怒张等。

4. 望躯体

（1）胸胁：观察胸廓外形变化和呼吸运动情况。注意双侧胸廓是否对称，前后径与左右径比例是否正常，有无胸廓塌陷、胸廓膨隆、扁平胸、桶状胸、鸡胸、漏斗胸、串珠肋等；胸式呼吸是否均匀，胸廓起伏是否左右对称等。必要时观察两侧乳房是否对称，有无红肿、包块及颜色的改变，有无异常泌乳及分泌物，男性有无乳房异常发育等。

（2）腹部：观察外形和色泽变化。检查时让患者仰卧，观察前腹壁是明显低于还是高于胸骨至耻骨中点连线，以辨别腹部是否有凹陷或膨隆；观察腹壁有无青筋暴露及脐部有无突起等。

（3）腰背：观察外形和动态变化。注意腰背部两侧是否对称，脊柱是否居中，有无脊柱侧弯、后凸等改变；有无局部的拘挛，活动是否受限等。

5. 望四肢　观察外形和动态的变化。注意有无肿胀、肌肉萎缩、畸形（梭状指、杵状指、"O"形腿、"X"形腿、足内翻、足外翻等），下肢有无青筋暴露等；有无手足蠕动、颤动、抽搐，四肢是否痿软无力或拘急，屈伸不利。

6. 望二阴　望前阴注意观察局部有无肿胀、溃疡、脱出物、湿疹等；望后阴注意观察肛门及其周围有无赘生物、脱出物及红肿、分泌物等。

7. 望皮肤　观察肌肤的色泽和外形变化。注意皮肤有无发红、发黄、发黑、变白等颜色的改变；有无干燥、脱屑、甲错，以及有无斑疹、水疱、疮疡等改变。

二、案例训练

案例1　林某，女，34岁。脱发1年。产后3个月头发脱落较多，已1年，头发稀疏，记忆力下降，腰膝酸软，饮食、二便正常。舌淡，脉沉细无力。

［问题］

（1）患者发病的病机是什么？

（2）临床常见哪些引起脱发的原因？

［答案］

（1）患者发病主要是因肾精不足。肾其华在发，肾精不足，则头发易脱；脑为髓海，精少髓亏，脑海失充，故记忆力下降；肾主骨，精亏髓减，骨骼失养，则腰膝酸软。舌淡，脉沉细无力，亦为精血亏虚之象。

（2）本例患者主要是肾虚引起脱发，脱发的原因除了肾虚之外，还多见血热化燥。血热化燥患者临床表现多为脱发伴头皮瘙痒，多屑多脂。此外，血虚受风，或精神紧张，暗耗精血也会引起脱发，甚至引起斑秃。

案例2　杨某，女，58岁。患者晨练回家后发现口眼歪斜，欲求针灸治疗就诊。症见：右侧面部肌肉板滞，额纹消失，眼裂变大，露睛流泪，鼻唇沟变浅，鼓腮漏气严重，口角下垂，歪向健侧，耳后明显疼痛，无耳鸣，饮食、二便正常。舌淡，苔薄白，脉浮紧。

［问题］该患者所患疾病的中医名称？病因病机是什么？

［答案］该患者所患疾病属于中医的面瘫。主要由卫外不固，风寒乘虚入中面部经络，经气阻滞不通所致。

案例3　高某，男，53岁。患者素来身体肥胖，经常酗酒，有高血压病史10年。今天早餐喝完酒后突然昏倒，口角歪斜，语言謇涩，左半身不能活动，面色潮红，喉中痰鸣，舌红，苔黄腻，脉弦滑数，脑CT检查诊断为"脑血栓"。检查：血压200/130mmHg，左侧鼻唇沟变浅，左侧下肢引出病理反射。

［问题］

（1）该患者和"病案2"中患者相同的临床表现是什么？该患者患了中医什么病？

（2）面瘫和中风如何区分？

［答案］

（1）该患者和"病案2"中患者相同的临床表现是口角歪斜，鼻唇沟变浅。该患者所患疾病属于中医的中风。

（2）面瘫和中风的区别（见表1-13）。

表1-13　面瘫和中风的区别

鉴别要点	相同点	不同点
面瘫	口眼歪斜	无半身不遂
中风		有半身不遂

案例4　谭某，女，20岁。患者因白睛红就诊。患者2天前不明原因突然出现眼睛疼痛，眼屎增多，白睛红赤，咽喉疼痛，舌尖红，脉数。

［问题］

（1）该患者的发病病机是什么？

（2）中医"五轮学说"中的五轮部位与五脏分属分别是什么？

［答案］

（1）舌尖红一般提示心或肺有热，脉数提示热证，根据"五轮学说"白睛对应脏腑为肺，综合判断发病病机为肺热。

（2）中医的"五轮学说"内容如下（见表1-14）。

表1-14 "五轮学说"的五轮部位与五脏分属

目部	五脏	五轮
瞳仁	肾	水轮
黑睛	肝	风轮
目眦及血络	心	血轮
白睛	肺	气轮
眼睑	脾	肉轮

案例5 吴某，男，35岁。患者6个月前鼻尖部出现小红疙瘩，没有及时诊治，近2个月逐渐扩大至整个鼻部，部分红疙瘩发展为小脓疱，形若粟米，集簇成群，小便黄，大便干，舌红，苔黄腻。

［问题］该患者患了中医什么疾病？病机是什么？

［答案］该患者所患疾病属于中医的酒渣鼻。肺开窍于鼻，阳明主面，患者出现小便黄，大便干，舌红，苔黄腻等症状，判断其病机属于肺胃湿热，侵入血络，壅盛鼻面，故见鼻部出现小红疙瘩及小脓疱。

案例6 田某，女，38岁。1年前因颈部粗大、心慌、烦躁，到当地医院就诊，经甲状腺功能检查发现T_3、T_4均增高，诊断为"甲状腺功能亢进症"，住院治疗后好转出院。1个月前病情复发，来中医科求治。症见：颈前区明显肿大，按之质软，能随吞咽动作上下移动，心慌，烦躁，多食易饥，怕热，汗多，双手颤动，双眼无明显突出，大小便正常，舌红，苔腻，脉细数。

［问题］患者病属瘿瘤还是瘰疬？

［答案］瘿瘤一般表现为颈前喉结的一侧或两侧有肿块突起，或大或小，随吞咽动作上下移动；瘰疬多表现为颈侧、颔下有肿块，累累如串珠。根据本患者颈前区明显肿大，能随吞咽动作上下移动的表现，判断其所患疾病为瘿瘤。

案例7 高某，男，42岁。肝硬化腹水患者，因腹胀3个月就诊。就诊时腹部膨隆，大如鼓，肚脐突出，面色黑，四肢消瘦，情绪暴躁，纳呆，腹胀，尿量减少，舌质紫暗，苔薄，脉弦。

［问题］

（1）该患者患了中医什么病？该病望诊还可能出现哪些异常体征？

（2）临床哪些常见疾病可以出现腹部膨隆？

［答案］

（1）该患者所患疾病属于中医的鼓胀。鼓胀患者可能还出现腹壁青筋暴露，蜘蛛痣，肝掌等表现。

（2）鼓胀、水肿均可引起腹部膨隆，除此之外，患者腹部出现局部膨隆，则多见于积聚。

案例8　刘某，男，46岁。因全身水肿2个月就诊。症见：全身水肿，双下肢尤甚，水肿每天下午加重，精神不振，面色偏黑，四肢不温，腰酸痛，食量减少，腹胀，尿少，大便稀，舌淡胖，苔白，脉沉细。检查结果：尿蛋白（＋＋＋）。

［问题］

（1）阳水和阴水如何区分？

（2）该患者所患水肿属于阳水还是阴水？

［答案］

（1）阳水和阴水的区分（见表1－15）。

表1－15　阳水和阴水的区分

水肿	发病特点	水肿特点	病因
阳水	迅速	眼睑、颜面先肿，上半身肿甚	外感风邪，肺失宣降
阴水	较缓	足部下肢先肿，下半身肿甚	脾肾阳虚，水湿泛滥

（2）依据该患者发病已2个月，以及出现的症状（水肿双下肢尤甚，面色偏黑，四肢不温，腰酸痛，食量减少，腹胀，尿少，大便稀等），提示其所患属于脾肾阳虚导致的阴水。

案例9　张某，女，10岁。因皮肤出现青紫色斑块1个月就诊。现在症见：全身多处紫斑，双下肢尤甚，牙龈经常出血，面色萎黄，神疲乏力，少气懒言，食量减少，舌色淡，脉细。

［问题］

（1）该患者为什么会出现青紫色斑块和牙龈出血？

（2）阳斑和阴斑的鉴别？

［答案］

（1）依据患者出现的面色萎黄，神疲乏力，少气懒言，食量减少等症状，判断其属于脾气虚。脾主统血，脾气虚，脾失统血功能，血液妄行，出于皮下和齿龈，导致出现皮肤青紫色斑块和牙龈出血。

（2）阳斑和阴斑的鉴别（见表1－16）。

表1－16　阳斑和阴斑的鉴别

斑	颜色	伴随症状	病因
阳斑	颜色深红或紫红	身热，面赤，脉数	热邪亢盛，内迫营血
阴斑	颜色淡红或淡紫	神疲，面白，脉虚	脾气虚衰，血失统摄

案例 10　安某，女，15 岁。患者半年来周身反复出现红色风团及红色丘疹，瘙痒难忍，搔抓融合成片，时隐时现，曾多次到西医院诊治，效果不著。故来就诊。目前症状同前，皮肤多处抓痕，小便黄，大便干，舌红，苔黄，脉数。

　　[问题]　该患者所患疾病属于中医的麻疹、瘾疹还是风疹？三者如何区分？

　　[答案]　依据患者皮损特点为红色风团及丘疹，并有瘙痒，搔抓融合成片，时隐时现，判断其属于瘾疹。麻疹、瘾疹、风疹的鉴别（见表 1 - 17）。

表 1 - 17　麻疹、瘾疹、风疹的鉴别

疹	特点	病因
麻疹	出疹前有发热恶寒、咳嗽、喷嚏、鼻流清涕、眼泪汪汪、耳根冰凉、耳后有红丝，出现麻疹黏膜斑等。3~4 天后出疹，疹色桃红，形似麻粒，先见于耳后发际，渐延及颜面、躯干和四肢，疹发透彻后按出疹顺序依次消退	外感时邪
风疹	出疹前有类似感冒的症状，发热 1~2 天后皮肤出现淡红色丘疹，细小稀疏，瘙痒不已	外感风热时邪
瘾疹	皮肤突然出现大小形态各异的淡红色或苍白色丘疹，剧烈瘙痒，搔之融合成片，发无定处，出没迅速，时隐时现	外感风邪或过敏

【实训小结】

　　1. 望头面包括望头颅、囟门、头发、面部，掌握其异常表现及临床意义（见表 1 - 18）。

表 1 - 18　头面部异常表现及临床意义

头面部	异常表现	临床意义
头颅	巨颅：头颅过大	肾精亏损，水液停聚于脑
	小颅：头颅过小	肾精不足
	方颅：小儿前额左右突出，头顶平坦	肾精不足或脾胃虚弱
囟门	囟填：囟门高突	多属实证，见于温病火邪上攻或颅内水液停聚
	囟陷：囟门凹陷	多属虚证，见于吐泻伤津、气血不足或先天肾精亏虚
	解颅：囟门迟闭	肾气不足或后天失调
头发	发黄干枯，稀疏易落	精血不足
	发白	肾虚，劳神伤血或先天禀赋不足
	脱发	血虚受风，肾虚或血热化燥
面部	面部浮肿	外感风邪，肺失宣降或脾肾阳衰，水湿泛溢
	腮部肿大	外感温毒之邪或阳明热毒上攻
	面削颧耸	气血虚衰，脏腑精气耗竭
	惊恐貌	狂犬病或瘿瘤
	苦笑貌	新生儿脐风或破伤风

　　2. 望五官包括望目、耳、鼻、口唇、齿龈及咽喉的色泽、外形、动态等变化，掌

握其异常表现及临床意义（见表 1 – 19 至 1 – 24）。

表 1 – 19　目部异常表现及临床意义

目	异常表现	临床意义
颜色	白睛色红	肺火或外感风热
	两眦赤痛	心火
	睑缘赤烂	脾有湿热
	全目赤肿	肝经风热
	白睛发黄	湿热或寒湿
	目眦淡白	血虚
	目胞色黑	肾虚
外形	目胞浮肿	水肿
	眼眶凹陷	吐泻伤津，气血虚衰或脏腑精气衰竭
	眼球突出	痰浊阻肺，肺失宣降或肝郁化火，痰气壅结
	针眼、眼丹	风热邪毒或脾胃蕴热
动态	瞳孔缩小	肝胆火炽或劳损肝肾，虚火上炎或药物中毒
	瞳孔散大	多属肾精耗竭，是濒死征象，或青风内障，或药物中毒
	目睛凝视	肝风内动或脏腑精气将绝
	睡时露睛	脾胃虚弱或吐泻伤津
	胞睑下垂	双睑下垂：先天不足，脾肾亏虚 单睑下垂：脾气虚或外伤

表 1 – 20　耳部异常表现及临床意义

耳	异常表现	临床意义
颜色	耳轮淡白	气血亏虚
	耳轮红肿	肝胆湿热或热毒上攻
	耳轮青黑	阴寒内盛或剧痛
	耳轮焦黑干枯	肾精亏虚
	小儿耳背有红络，耳根发凉	麻疹先兆
外形	耳轮肿大	肝胆湿热或热毒上攻
	耳郭瘦薄	先天亏虚，肾气不足
	耳轮干枯萎缩	肾精耗竭
	耳轮甲错	血瘀
耳道	耳内流脓水	风热上扰或肝胆湿热；肾阴亏虚，虚火上炎
	耳道内局部肿痛	邪热搏结

表 1-21　鼻部异常表现及临床意义

鼻	异常表现	临床意义
颜色	鼻色淡白	气血亏虚
	鼻色赤	肺脾蕴热
	鼻色青	阴寒腹痛
	鼻色微黑	肾虚内停
	鼻头晦暗枯槁	胃气已衰，病重
形态	鼻头红肿或生疮	胃热或血热
	鼻头或鼻翼部生红色丘疹、脓疱	肺胃湿热
	鼻柱塌陷	梅毒或麻风
	鼻翼扇动	哮病，喘病
鼻道	鼻流清涕	风寒表证或阳气虚弱
	鼻流浊涕	风热表证或肺胃蕴热
	鼻流腥臭脓涕而不愈	肺经风热或肝胆湿热
	鼻腔出血	燥热犯肺或脾不统血
	鼻道内生赘物，气息难通	湿热邪毒蕴结鼻窍

表 1-22　口唇异常表现及临床意义

口唇	异常表现	临床意义
色泽	唇色淡白	血虚
	唇色深红	热盛
	唇色呈樱桃红	煤气中毒
	唇色青紫	血瘀
	唇色青黑	寒盛或痛极
外形	唇裂如兔唇	先天发育畸形
	口唇干燥	津液已伤
	口唇糜烂	脾胃积热上蒸
	口角流涎	小儿：脾气虚弱 成人：风中络脉或中风后遗症
	口疮：口内唇边生白色小疱，溃烂后红肿疼痛	心脾积热上蒸
	鹅口疮：小儿口腔、舌上满布白斑，状如鹅口	湿热秽浊之气上蒸于口
动态	口张：口开而不闭	肺气将绝
	口噤：口闭而难开，牙关紧闭	肝风内动，可见于中风、痫病、惊风、破伤风
	口撮：上下口唇紧聚	新生儿脐风或破伤风
	口僻：口角歪斜	风邪中络或风痰阻络
	口振：战栗鼓颔	阳虚寒盛或邪正剧争
	口动：口角瞤动	动风之象

表1-23　齿龈异常表现及临床意义

齿龈	异常表现	临床意义
色泽	牙齿干燥	胃阴已伤
	齿燥如石	阳明热甚，津液大伤，肾阴枯竭
	燥如枯骨	肾阴枯竭
	枯黄脱落	久病骨绝
	牙龈淡白	血虚或气血两虚
	牙龈红肿疼痛	胃火亢盛
动态	牙齿松动，齿根外露	肾虚者或老人
	牙关紧急	肝风内动
	咬牙啮齿	热极生风
	睡中咬牙啮齿	胃热、虫积或消化不良
	牙龈出血	胃火炽盛或脾虚血失统摄，或肾阴虚，虚火上炎

表1-24　咽喉异常表现及临床意义

咽喉	异常表现	临床意义
色泽	红肿灼痛	肺胃热盛
	肺肾阴虚	咽红肿痛不明显
形态	乳蛾：喉核红肿疼痛，甚则溃烂或有黄白色脓点	肺胃热毒壅盛
	白喉：伪膜灰白，坚韧不易剥去，重剥出血，旋即复生	外感火热疫邪

3. 望颈项应注意观察外形和动态变化，掌握异常临床表现和临床意义（见表1-25）。

表1-25　颈项异常表现及临床意义

颈项	异常表现	临床意义
外形	瘿瘤：颈前喉结处有肿块突起，或大或小，或单侧或双侧，可随吞咽上下移动	肝郁气滞痰凝，或与地方水土有关
	瘰疬：颈侧、颌下有肿块如豆，推之可移，累累如串珠	肺肾阴虚，虚火炼液为痰，或外感风火时毒夹痰
	颈部痈肿、瘰疬溃破后，久不收口，形成管道	痰火久结，气血凝滞，溃破成脓
动态	项强	外感风寒，经气不利或火热内盛，燔灼肝经，或睡姿不当，经络气滞
	项软	肾精亏损或脾胃虚弱或脏腑精气衰竭
	安静状态人迎脉搏动明显	肝阳上亢或血虚重证
	半卧位或坐位时颈脉明显充盈怒张，平卧时更甚	水肿或鼓胀

4. 望胸胁应注意观察胸廓外形变化和呼吸运动状况，掌握异常表现和临床意义（见表1-26）。

表 1 - 26 胸胁异常表现及临床意义

胸胁	异常表现	临床意义
外形	扁平胸	肺肾阴虚或气阴两虚
	桶状胸	久病肺虚，痰瘀阻结，见于肺胀病
	鸡胸，漏斗胸，肋如串珠	先天不足或后天失养，肾气不充，见于佝偻病
	胸廓两侧不对称	胸廓塌陷：肺痿，肺部手术后等 胸廓膨隆：悬饮，气胸
呼吸	胸式呼吸增强，腹式呼吸减弱	鼓胀，腹腔积液或肿块
	肺痿，悬饮或胸部外伤	胸式呼吸减弱，腹式呼吸增强
	悬饮，肺痿，肿瘤	两侧呼吸不对称

5. 望腹部应注意观察外形和色泽变化，临床常见腹部膨隆和凹陷，掌握其临床意义（见表 1 - 27）。

表 1 - 27 腹部异常表现及临床意义

腹部	异常表现	临床意义
腹部膨隆	兼腹壁青筋暴露，四肢消瘦	鼓胀病，多为肝脾肾受损，气滞血瘀水停所致
	兼周身浮肿	见于水肿病，为肺脾肾失调，水邪停聚
	腹部局部膨隆	积聚
腹部凹陷	兼形体消瘦	久病脾胃气虚或新病吐泻太过，津液大伤
	腹壁凹陷贴近脊柱	脏腑精气衰竭，属病危

6. 望腰背应重点观察有无形态异常及活动受限，掌握常见异常表现及临床意义（见表 1 - 28）。

表 1 - 28 腰背常见异常表现及临床意义

腰背	异常表现	临床意义
外形	脊柱过度后弯	肾气亏虚，发育不良，或脊椎疾患
	背曲肩随：后背弯曲，两肩下垂	脏腑精气衰败
	脊柱侧弯	先天不足，发育不良，或一侧胸部有病变
	脊疳：患者极度消瘦，脊骨突出似锯	脏腑精气衰败
动态	脊背后弯，反折如弓，兼见颈项强直，四肢抽搐	肝风内动，见于惊风、破伤风
	腰部疼痛，活动受限	寒湿内侵或跌仆闪挫，局部气滞血瘀

7. 望四肢应重点观察外形和动态变化，掌握常见异常表现及临床意义（见表 1 - 29）。

表1-29　四肢常见异常表现及临床意义

四肢	异常表现	临床意义
外形	四肢浮肿	水肿病
	四肢萎缩	脾胃亏虚，肝肾不足
	热痹：膝部红肿热痛，屈伸不利	风湿热蕴结
	鹤膝风：膝部肿大，股胫消瘦，形如鹤膝	寒湿久留，气血亏虚
	下肢畸形（膝内翻、膝外翻、足内翻、足外翻）	先天亏虚，肾气不充，发育不良
	小腿脉络曲张如蚯蚓状怒张、弯曲	寒湿内侵或瘀血阻络
	梭状指：手指关节呈梭状畸形，活动受限	风湿久蕴，痰瘀阻络
	杵状指：指趾末端膨大如杵	心肺虚损，痰瘀互结
动态	手足蠕动、颤动、四肢抽搐	肝风内动
	手足拘紧挛急，屈伸不利	寒邪凝滞或气血亏虚，筋脉失养

8. 望二阴包括望前阴和后阴，掌握常见异常表现及意义（见表1-30）。

表1-30　二阴常见异常表现及临床意义

二阴	异常表现	临床意义
前阴	阴囊肿大，无红肿痒痛	水肿
	疝气：阴囊肿大，坠胀疼痛	肝郁，寒湿，湿热，气虚或久立远行
	阴部湿疹	肝经湿热下注
	子宫脱垂	中气下陷
	小儿睾丸过小或触不到	先天发育异常或痄腮后遗症
后阴	肛痈：肛周红肿高起，疼痛明显，甚至破溃流脓	湿热下注或外感热毒
	痔疮：肛门内外生有紫红色柔软肿块，突起如峙	湿热蕴结或血热肠燥
	肛裂：肛门皮肤与肛管黏膜有狭长裂伤，排便时疼痛出血	热结肠燥或阴津不足
	肛瘘：直肠或肛管与周围皮肤相通所形成的瘘管	多因肛门周围痈肿余毒未尽，溃口不敛所致
	脱肛：直肠或直肠黏膜脱出肛门外	中气下陷

9. 望皮肤应注意色泽、形态的变化，掌握常见异常表现及临床意义（见表1-31）。

表1-31　皮肤常见异常表现及临床意义

观察项目	特征	临床意义
色泽	色如涂丹	见于丹毒，多因血分火毒
	局部皮肤明显变白，斑片大小不等，界限清楚	见于白癜风，多因风湿侵袭，气血失和所致
	色黑而晦暗	肾阳虚衰或劳伤肾精
	干涩不荣，甚则有皲裂、脱屑	津液已伤，或营血亏虚
	皮肤干枯粗糙，状若鱼鳞	瘀血久停，肌肤失养

续表

观察项目		特征	临床意义
形态		周身肌肤肿胀，按之凹陷不起	水肿
		气胀	周身肌肤肿胀，按之即起
	斑疹	斑：色深红或青紫，多点大成片，平铺于皮肤，抚之不碍手，压之不退色	热邪亢盛，内迫营血，或脾气虚衰，血失统摄
		疹：色红，点小如粟米，高出皮肤，抚之碍手，压之退色	外感风热时邪或过敏，或热入营血
	水疱	白㾦：皮肤出现白色小疱疹，晶莹如粟，高出皮肤，擦破流水	湿郁肌表，汗出不彻
		水痘：皮肤出现粉红色斑丘疹，很快变成椭圆形小水疱，晶莹明亮，浆液稀薄，皮薄易破，分批出现，大小不等	外感时邪，内蕴湿热
		湿疹：皮肤先现红斑、瘙痒，迅速形成丘疹、水疱，破后渗液，形成红色湿润之糜烂面	风湿热蕴结，郁于肌肤
	疮疡	痈：红肿高大，根盘紧束，灼热疼痛，易于成脓	湿热火毒蕴结，气血瘀滞
		疽：漫肿无头，皮色不变或晦暗	气血亏虚，阴寒凝滞
		疔：形小如粟，根硬而深，麻木痒痛	外感风热或内生火毒
		疖：形小而圆，红肿热痛不甚，出脓即愈	外感热毒或湿热内蕴

【思考与练习】

1. 小儿囟门常有哪些异常表现？有何临床意义？
2. 小儿昏睡露睛有何临床意义？
3. 耳背见有红络，伴耳根发凉的临床意义？
4. 如何区分瘿瘤和瘰疬？
5. 如何区分斑和疹，病机有何异同？
6. 如何区分痈和疽？

第五节　望　舌

【实训内容】

1. 望舌的操作要点。
2. 正常舌象的特征。
3. 常见病理性舌象的特征。
4. 结合病案分析，辨别常见异常舌色、舌形、舌态和苔质、苔色及舌下络脉的临床意义。

【实训要求】

1. 掌握望舌的操作要点。

2. 掌握正常舌象特征。

3. 掌握病理舌象特征及临床意义，能够正确识别淡红舌、淡白舌、红舌、绛舌、青紫舌、裂纹舌、老舌、嫩舌、齿痕舌、胖大舌、瘦薄舌、强硬舌、痿软舌、颤动舌、歪斜舌、短缩舌、吐弄舌、薄苔、厚苔、润苔、滑苔、燥苔、腐苔、腻苔、剥脱苔、白苔、黄苔、灰黑苔等常见舌象。

【重点难点】

1. 各种异常舌色、舌形、舌态、舌下络脉和苔质、苔色的主病。

2. 红舌、绛舌、紫舌的区别。

3. 胖大舌与肿胀舌的鉴别。

4. 先天性裂纹舌与病理性裂纹舌的鉴别。

5. 吐舌、弄舌的区别。

6. 腐苔与腻苔的鉴别。

7. 黄苔苔黄程度与病邪性质轻重的关系。

8. 灰黑苔寒热属性的鉴别。

【实训操作】

一、操作要点

1. 光线　以白天充足、柔和的自然光线为佳，光线要直接照射到舌面。

2. 体位　患者可采取坐位或仰卧位。

3. 伸舌姿势　自然将舌伸出口外，尽量张口使舌体充分暴露，舌体放松，舌面平展，舌尖略向下。

4. 舌下络脉观察方法　让患者张口，将舌体向上腭方向翘起，舌尖轻抵上腭，不要用力太过，使舌体自然放松，舌下络脉充分显露。

5. 诊舌顺序　一般先看舌质，再看舌苔，然后按照舌尖、舌中、舌边、舌根的顺序依次观察。

6. 舌质和舌苔　舌质主要观察舌神、舌色、舌形、舌态、舌下络脉，舌苔主要观察苔质和苔色。

（1）舌质主要观察舌有神或无神，即舌体颜色是否红活明润，舌体运动是否灵活自如，是否存在淡白、红、绛、青、紫等舌色变化，是否存在老嫩、胖瘦、肿胀、点刺、裂纹、齿痕等舌形变化，舌体运动是否存在柔软、强硬、震颤情况或吐舌、舔舐动作，有无伸缩障碍、歪斜、运动不灵等舌态变化，舌下络脉有无长短、粗细、颜色、怒张、弯曲等改变。

（2）苔质主要观察舌苔的薄厚，舌苔表面津液的多少，舌苔是否有剥脱及剥脱的位置、范围及特征等。苔色主要观察舌苔是否有黄或灰黑等颜色的改变。

如果一次望舌判断不清，令患者休息 3~5 分钟，重复望舌一次。

7. 饮食或药品影响 饮食和某些药物可以使舌象发生变化。如发现疑问时，可询问患者的饮食、服药情况，或用揩舌的方法予以鉴别。

8. 口腔对舌象的影响 牙齿残缺、镶牙、张口呼吸等因素均可引起舌象异常，应加以鉴别，避免误诊。

9. 其他 观察舌象必须考虑患者年龄、体质、禀赋、性别、气候等因素。

二、学生示教

1. 选择一名健康学生志愿者，要求志愿者采取坐位，面向窗户（或柔和的光源），使光线直接照射到舌面。由被培训的学生仔细观察志愿者，写出正常舌象的特征。

正常舌象的特征：_____

2. 选择 8~10 名舌象明显异常的学生志愿者，让被培训的学生仔细观察，完成下列表格的填写（见表 1-32）。

表 1-32 志愿者舌象记录表

姓名	舌色	舌形	舌态	苔色	苔质	其他表现	临床意义

三、案例训练

案例 1 田某，男，20 岁。患者 1 年前因反复咳嗽到当地医院就诊，经肺部 X 线和痰涂片检查，诊断为肺结核，住院治疗，痰涂片检查转阴后带药出院。回家后未按时服药，近 2 个月来发现痰中带血，前来就诊。症见：咳嗽，痰少，偶尔痰中带血，血色鲜红，形体消瘦，口干，潮热盗汗，五心烦热，小便少，大便干，舌苔少，脉细数。

[问题] 该患者患了中医何种病证？可能的舌色和面色是什么？

[答案] 根据患者有肺结核病史，以及咳嗽、咯血、形体消瘦、口干、潮热盗汗、五心烦热等阴虚内热的表现，判断该患者属于中医的肺痨，肺阴虚证。阴虚阳亢，虚火上炎，脉络扩张，舌和面血液充盈，可见舌红、颧红。

案例 2 韩某，女，35 岁。患者怀孕 8 个月，因失眠 1 周就诊。症见：面色淡白无华，口唇色淡，失眠，健忘，心慌，气短，食量减少，大便稀，舌质淡，舌边有齿痕，舌苔薄白，脉沉细无力。

［问题］

（1）患者为什么会出现淡白舌？

（2）哪些原因可以导致淡白舌？如何区分？

［答案］

（1）依据患者临床表现，判断患者属于心脾两虚，气血不足。气血亏虚，血不上荣，故见淡白舌。

（2）气血两虚、阳虚均可以导致淡白舌。若舌色淡白而舌体瘦小，多属气血两虚；若舌色淡白而舌体胖大，多属阳虚。

案例3　王某，女，68岁。患者2年前因胸闷、心慌到当地医院就诊，经心电图检查，诊断为"冠心病心绞痛"，住院治疗后好转出院。近1个月来感觉胸闷日渐加重，特来就诊。诊时：胸闷，时有心前区绞痛，发作不定时，3～5分钟后缓解，精神不振，疲乏无力，自汗，舌质淡紫，苔薄白，脉细涩。

［问题］

（1）患者为什么会出现淡紫舌？

（2）青紫舌的舌象特征和临床意义？

［答案］

（1）依据患者的临床表现，判断该患者属于气虚血瘀，气虚导致血液运行不畅，血脉瘀滞，故出现淡紫舌。

（2）青紫舌的舌象特征和临床意义（见表1-33）。

表1-33　青紫舌的舌象特征和临床意义

舌象特征	临床意义
舌红绛而泛现紫色	热毒炽盛，深入营血，营阴受灼，血壅不畅
舌淡而泛现青紫色	阴寒内盛，阳气被遏，血行凝滞或阳气虚衰，气血运行不畅，血脉瘀滞
全舌青紫	全身性血行瘀滞，血瘀较重
局部紫斑、紫点	局部血瘀或血瘀较轻

案例4　王某，男，60岁。3年前突然左侧肢体活动障碍，到本地医院就诊，诊断为"脑血栓"，住院治疗，好转后出院。1个月前和家人争吵后，突然昏倒，并出现右侧肢体活动不利，口眼㖞斜，即刻送往西医院救治，病情稳定后出院，来中医科诊治。诊时患者神识清楚，言语不利，口眼㖞斜，口角流痰涎，喉间痰声辘辘，右侧肢体活动困难，右下肢痿软无力，不能行走，右上肢不能抬举，时有抽搐，小便黄，大便正常，舌上多处瘀斑，脉弦数。

［问题］该患者还可能出现何种舌苔、舌态的变化？

［答案］患者出现小便黄、脉数是热的表现。邪热上泛，熏灼于舌，可能出现黄苔；口角流痰涎，喉间痰声辘辘，说明患者体内有痰，痰浊内蕴，停聚舌面，可见腻苔。通过临床表现判断该患者存在风痰瘀互结，肝风夹痰夹瘀上阻舌络，可能出现强硬舌、㖞斜舌。

案例5　叶某，女，26岁。有1型糖尿病病史10年，一直注射胰岛素控制血糖，血糖控制不理想，曾因反复发生酮症酸中毒住院治疗。近 1 个月来 "三多" 症状（即多饮、多食、多尿）明显，口干，大便秘，3 ~ 4 天一解，月经量少不畅，颜色黑，有血块，舌质紫暗。查空腹血糖 17.24mmol/L。

［问题］患者舌下络脉可能出现何种变化？

［答案］患者糖尿病病史 10 年，久病多瘀，舌质紫暗亦说明血瘀。血瘀患者舌下络脉可能出现如下改变：舌下络脉粗胀、分叉，或呈青紫、紫黑色，或曲张，出现大小不等的瘀血结节，或舌下细小络脉呈暗红色或紫色网络状。

案例 6 梁某，女，77 岁。3 个月前因吞咽困难到当地医院就诊，经 X 线食管钡剂拍片等检查，诊断为 "食管癌"，患者年岁已高，拒绝手术及化疗，病情日渐加重，饮食日渐减少，不能吃硬食，只能吃半流质食物，稍进食物则感食物通过处不适，遂求治中医。诊时症见：精神不振，形体极度消瘦，咽干，吞咽不利，大便秘结，数日一次，舌红，舌苔中部剥脱。

［问题］

（1）患者为什么会出现剥脱苔？

（2）剥脱苔的临床意义。

［答案］

（1）该患者出现剥脱苔的原因主要是胃阴枯涸，不能上朝至舌。

（2）剥脱苔的临床意义（见表 1 - 34）。

表 1 - 34　剥脱苔的临床意义

剥脱苔	临床意义
舌红，舌苔部分剥脱	阴虚
舌淡，舌苔部分剥脱	血虚或气血两虚
舌色红绛，舌苔全部剥脱	胃阴枯竭，病重难治
舌色枯白，舌苔全部剥脱	营血大虚，阳气虚衰，病重难治

【实训小结】

1. 舌质主要观察舌神、舌色、舌形、舌态、舌下络脉，常见异常表现及临床意义见表 1 - 35。

表 1 - 35　舌质的异常表现及临床意义

舌质		异常表现	临床意义
舌神	舌有神气	舌色红润，鲜明光泽，舌体活动自如	气血旺盛，见于健康人
	舌无神气	舌色晦暗干枯，活动呆滞	脏腑气血衰败
舌色	淡红舌	舌色淡红润泽	气血调和，见于正常人或外感病初起者
	淡白舌	比正常舌色浅淡	气血两虚、阳虚
	枯白舌	舌色白，几无血色	脱血夺气

舌质		异常表现	临床意义
舌色	红舌	较正常舌色红，甚至呈鲜红色	热证
	绛舌	舌色深红	热证
	青紫舌	全舌青或紫，或局部见青紫色斑块、斑点	气血瘀滞
舌形	老舌	纹理粗糙或皱缩，坚敛苍老	实证
	嫩舌	舌质纹理细腻，浮胖娇嫩，舌色浅淡	虚证
	胖大舌	舌体比正常人大而厚，伸舌满口	水湿、痰饮
	肿胀舌	舌体肿大满嘴，甚至不能闭口，舌肌胀急	酒毒或热毒上壅
	瘦薄舌	舌体比正常舌瘦小而薄	气血两虚、阴虚火旺
	裂纹舌	舌面上有明显裂沟，而裂沟中并无舌苔覆盖	热盛、阴虚、血虚等
	点刺舌	舌乳头高突如芒刺，摸之棘手	热盛
	齿痕舌	舌体边缘有牙齿压迫的痕迹	脾虚、水湿内停
舌态	痿软舌	舌体伸缩软弱无力	阴虚、气血两虚
	强硬舌	舌失柔和，屈伸不利，或不能转动	热入心包、高热伤津、风痰阻络
	震颤舌	舌体不自主地震颤抖动	肝风内动
	歪斜舌	伸舌时舌体偏向一侧，或左或右	中风、中风先兆
	吐弄舌	吐舌：舌伸口外，不即回缩 弄舌：舌反复吐而即回，或舐唇四周，掉动不宁	心脾有热
	短缩舌	舌体卷短、紧缩，不能伸长	寒凝、痰阻、血虚、津伤

2. 舌苔主要观察苔质和苔色，常见异常表现及临床意义（见表 1 - 36）。

表 1 - 36　舌苔的异常表现及临床意义

舌苔		异常表现	临床意义
苔质	薄苔	透过舌苔能隐隐见到舌体	疾病初起，病邪在表
	厚苔	不能透过舌苔见到舌体	邪盛入里或内有痰饮食积
	润苔	舌苔润泽有津，干湿适度	津液未伤
	滑苔	舌苔湿润而滑，伸舌欲滴	痰饮、水湿
	燥苔	舌苔干燥少津	津液已伤
	糙苔	苔质干燥粗糙，扪之碍手	津伤已极
	腐苔	苔质疏松，颗粒较大，形如豆腐渣堆积舌面，边中皆厚，刮之易去	痰浊、食积
	腻苔	苔质致密，颗粒细小，融合成片，如涂有油腻之状，中厚边薄，紧贴舌面，刮之难去	痰饮、食积、湿浊
	剥落苔	舌本有苔，疾病过程中全部或部分脱落，脱落处光滑无苔	胃气不足、胃阴损伤或气血两虚
苔色	白苔	舌苔呈现白色	表证、寒证
	黄苔	舌苔呈现黄色	里证、热证
	灰黑苔	舌苔呈现灰黑色	阴寒内盛或里热炽盛

【思考与练习】

1. 如何从舌象鉴别实热证和虚热证？
2. 血瘀证舌象有哪些变化？
3. 胖大舌、齿痕舌、裂纹舌有何临床意义？
4. 灰黑苔既主热证，又主寒证，如何进行鉴别？
5. 如何区分腻苔和腐苔？
6. 举例说明舌诊的临床意义有哪些？

第二章 闻诊临床技能实训

闻诊是医生通过听觉和嗅觉，了解由病体发出的各种异常声音和气味，以诊察病情的方法，包括听声音和嗅气味两方面的内容。听声音包括听患者的语声、语言、呼吸、咳嗽、呕吐、呃逆、嗳气、太息、鼻鼾、喷嚏、肠鸣等各种声响。嗅气味包括嗅患者身体及其分泌物、排泄物所散发的、弥漫至病室的各种气味。

人体声音和气味的产生，是与脏腑的生理活动和病理变化密切联系的，因此，声音和气味的异常改变可以反映脏腑的病理变化，为诊病、辨证提供依据。

闻诊时应注意以下几个问题：①医生应保证自身的听觉和嗅觉正常。②操作应在安静、整洁、空气流通的诊室中进行。③医生在问诊或体格检查时，应仔细听辨声音和气味有无异常。

第一节 听辨语声

【实训内容】

1. 正常声音的特征。
2. 声音重浊、声音嘶哑、失音等异常声响的特征。
3. 结合病案分析，辨别声音重浊、声音嘶哑等异常声响的临床意义。

【实训要求】

1. 掌握正常声音的特点。
2. 掌握声重、声音嘶哑、失音等异常声响的特征及临床意义。

【重点难点】

声音嘶哑与失音发病的病因病机。

【实训操作】

一、操作要点

1. 听辨语声要与患者保持合适的距离。

2. 在与患者的交流对话中，注意听辨语声的有无，语调的高低、强弱、清浊，以及有无呻吟、惊呼等异常声音。语声的高低清浊提示的一般规律是：语声高亢洪亮有力，声音连续者，多为阳证、实证、热证；语声低微细弱，声音断续者，多为阴证、虚证、寒证。

3. 听辨语声，要考虑性别、年龄、情绪等影响。

4. 3 岁以下的婴幼儿可根据哭声加以判断。

二、学生示教

选择一名健康学生志愿者，由被培训的学生和其交流，写出正常声音的特点。

正常声音的特点：_____

三、案例训练

案例 1 张某，女，52 岁。患者 5 天前因外出淋雨受凉，出现打喷嚏，流清涕，全身酸痛，自服感冒药"维 C 银翘片"后症状无缓解。诊时：鼻流清涕，说话声音重浊，轻微咳嗽，晨起咳少量白痰，全身酸痛，胃纳不佳，舌苔白，脉浮。

［问题］患者为什么出现声音重浊？

［答案］根据患者发病的原因及出现的症状，可知患者属风寒表证，风寒之邪侵犯肺脏，肺失宣降，鼻窍不利，故出现声音重浊。

案例 2 吴某，女，38 岁。患者 3 天前出现头晕，打喷嚏，流浊涕，咽喉疼痛，自服"感冒清热冲剂"后未见明显好转，特求中医诊治。现症见：发热，全身乏力，头晕，咽痛，声音嘶哑，咳嗽，舌尖红，脉浮数。

［问题］患者服用"感冒清热冲剂"治疗，为什么症状没有明显好转？在发病过程中什么原因导致声音嘶哑？

［答案］患者 3 天前出现打喷嚏，流浊涕，咽喉疼痛，可知风热之邪侵犯肌表，而"感冒清热冲剂"主要针对表寒证，由于选择药物不正确，所以服药后症状没有明显好转。在发病过程中出现声音嘶哑，主要是由于风热之邪侵入人体，邪阻息道，肺气不宣，清肃失职所致。

案例 3 何某，女，65 岁。因吞咽困难 20 天就诊。诊时：精神不振，声音嘶哑，语音含糊不清，吞咽困难，汤水难下，干咳，颧红，口干咽燥，舌红，苔少，脉细数。鼻喉纤维镜检查声带充血，未见肿物。

［问题］何谓"金实不鸣"？何谓"金破不鸣"？该患者声音嘶哑属于哪一种情况？

［答案］新病音哑或失音者，多属实证，多因外感风寒或风热袭肺，或痰浊壅滞，以致肺气不宣，清肃失职，即所谓"金实不鸣"。久病音哑或失音者，多属虚证，多因精气内伤，肺肾阴虚，虚火灼肺，以致津枯肺损，声音难出，即所谓"金破不鸣"。依据该患者的临床表现，判断属于肺阴虚证，咽喉为肺的门户，肺阴虚，咽喉失于滋养，故出现声音嘶哑。因此，该患者的声音嘶哑属于"金破不鸣"。

【实训小结】

听辨语声主要听辨患者有无声重、声音嘶哑、失音等异常声响，掌握常见异常声响的特征及临床意义（见表2-1）。

表2-1　常见异常语声及临床意义

类型	临床意义
语声重浊	外感风寒或痰湿阻滞
声音嘶哑和失音	新病：外感风寒或风热，或痰浊壅滞 久病：肺肾阴虚
呻吟	疼痛或胀满
惊呼	剧痛或惊恐

【思考与练习】

1. 导致声音嘶哑和失音的常见实证和虚证证候分别有哪些？
2. 语声重浊的临床意义？

第二节　听辨语言

【实训内容】

1. 正常语言的特征。
2. 谵语、郑声、狂言、独语、错语、言謇等病态语言的特征。
3. 结合病案分析，辨别谵语、狂言等病态语言的临床意义。

【实训要求】

1. 掌握谵语、郑声、狂言、独语、错语、言謇等病态语言的特点。
2. 掌握谵语、郑声、狂言、独语、错语、言謇等病态语言的临床意义。

【重点难点】

谵语和郑声的临床表现和病因病机。

【实训操作】

一、操作要点

1. 注意听辨患者的言辞表达与应答能力有无异常，是否有逻辑性等。
2. 注意听辨声音的高低，是声高有力还是低弱模糊。

3. 注意听辨语言的多寡,是连续多言还是断续懒言。

4. 讲话时吐词是否清晰流利。

二、学生示教

选择一名健康学生志愿者,由被培训的学生和其交流,写出正常语言的特点。

正常语言的特点:_____

三、案例训练

案例1 周某,男,10 岁。因发热 5 天就诊。刻下症:高热,体温 39.1℃,神昏,不省人事,语无伦次,声音高亢有力,满面通红,颈项强硬,四肢抽搐,牙关紧闭,烦躁不安,大便 4 日未解,小便黄,舌绛苔黄,脉弦数。

[问题] 该患者语言的异常属于谵语还是郑声?

[答案] 谵语和郑声都是在神识不清时发出的语言,谵语的特点为语无伦次,声高有力,而郑声的特点为语言重复,声音低微,时断时续。根据患者的表现,判断属于谵语。

案例2 李某,男,23 岁。患者患精神分裂症 8 年,长期服用氯丙嗪(冬眠灵),病情仍反复发作。此次因受刺激,再次发作,狂躁不安,撕衣毁物,手舞足蹈,喜笑不休,彻夜不眠,舌红,苔黄腻,脉滑数。

[问题] 该患者患了中医何种疾病?可能的语言特点是什么?

[答案] 依据患者的临床表现,判断该患者患了痰热互结导致的狂病。言为心声,痰热互结,内扰心神,狂病患者可出现语无伦次、狂叫骂詈的狂言症状。

【实训小结】

听辨语言主要听辨患者的言辞表达与应答能力有无异常,吐词是否清晰流利等。常见病态语言主要有谵语、郑声、狂言、独语、错语、言謇等,应掌握其临床表现和临床意义(见表 2-2)。

表 2-2 常见病态语言及临床意义

语言	特点	临床意义
谵语	神识不清,语无伦次,声高有力	热扰心神
郑声	神识不清,语言重复,声低无力,时断时续	心气大伤,精神散乱
独语	自言自语,喃喃不休,见人语止,首尾不续	心气不足,神失所养或气郁痰结,阻蔽心窍
错语	语言错乱,语后知错,不能自主	心气不足,神失所养或痰浊、瘀血、气郁阻碍心神
狂言	精神错乱,语无伦次,狂躁妄言	痰火扰心
语謇	神清,但语言不流利,吐词不清或困难	风痰阻络

【思考与练习】

1. 谵语和郑声的临床表现及临床意义有何异同?

2. 独语和错语的临床表现和病因病机?

第三节　听辨异常呼吸

【实训内容】

1. 正常呼吸的特征。
2. 哮、喘、短气、少气等异常呼吸的特征。
3. 通过病案分析，辨别哮、喘等异常呼吸的临床意义。

【实训要求】

1. 掌握哮、喘、短气、少气的特点。
2. 掌握哮、喘、短气、少气的临床意义。
3. 掌握哮与喘的区别和联系。

【重点难点】

1. 哮与喘的鉴别。
2. 实喘与虚喘的鉴别。

【实训操作】

一、操作要点

1. 听辨呼吸的快慢、是否均匀通畅。注意有无呼吸急促困难或动则喘甚，气短不相接续等。
2. 听辨气息的强弱粗细、呼吸音的清浊。注意有无息粗声高或息微声低等。
3. 听辨喉间是否有痰鸣音，甚至张口抬肩，端坐呼吸的现象。

二、学生示教

选择一名健康学生志愿者，由被培训的学生仔细听辨，写出正常呼吸的特点。

正常呼吸的特点：_____

三、案例训练

案例 1　梁某，男，38 岁。自幼有支气管哮喘病史。每次发作应用抗生素及氨茶碱、激素等，病情能够控制，这次发病 1 周，服用西药无效而就诊于中医。现症见：咳嗽，咯白痰，喉中哮鸣，呼吸急促，张口抬肩，昼夜不休，唇紫暗，舌质紫暗，脉滑。

[问题]

（1）该患者所患疾病属于哮还是喘？为什么？
（2）该病发病的病机是什么？

［答案］

（1）哮以喉间哮鸣声为特征，喘以气息急促，呼吸困难为主，哮必兼喘，该患者除了呼吸急促、张口抬肩等喘的表现外，还表现为喉中哮鸣，说明该患者所患疾病属于哮病。

（2）患者自幼有支气管哮喘病史，又出现唇紫暗，舌质紫暗，提示久病入络，瘀血阻滞；咯白痰，喉中哮鸣，脉滑提示有痰邪。综合分析，痰瘀互结，气道不利，引发哮病。

案例 2 张某，男，73 岁。患者抽烟 40 余年，咳喘反复发作已 10 余年，曾多次住院治疗，经 X 线胸片、肺功能等检查，确诊为"慢性支气管炎、阻塞性肺气肿"。咳喘严重时，经抗感染、解痉平喘等对症治疗，病情虽可控制，但极易感冒，每次感冒诱发咳喘发作，尤以冬季发作较为频繁。现在天气渐冷，为预防发作，特请中医调理。症见：咳嗽，咳声低弱，喘息，轻微活动则喘甚，睡觉不能平卧，胸闷，自汗畏风，腰膝酸软，咳嗽严重时小便失禁，舌质淡，脉沉细。

［问题］

（1）该患者属于实喘还是虚喘？判断依据是什么？

（2）实喘和虚喘如何鉴别？

［答案］

（1）从病史和症状判断该患者属于虚喘。该患者发病 10 余年，病程较长，一般久病多虚，又患者咳声低弱，自汗畏风，提示肺气虚，腰膝酸软，咳嗽严重时小便失禁，提示肾气虚，肺肾两脏虚损，肺不主气，肾不纳气，故出现喘息，动则耗气，轻微活动则喘甚。

（2）发作急骤，气粗声高，以呼出为快，脉象有力者为实喘；发作徐缓，气怯声低，动则加剧，以深吸为快，脉象微弱者为虚喘。实喘多因外邪袭肺或痰饮停肺，肺失肃降，肺气上逆所致；虚喘多因肺肾亏虚，摄纳无权，气虚上浮所致。

【实训小结】

听辨呼吸包括听辨呼吸的快慢，气息的强弱粗细，呼吸音的清浊等。常见病态呼吸主要有喘、哮、气短、少气等，应掌握其临床表现和临床意义（见表 2-3）。

表 2-3　常见异常呼吸及临床意义

异常呼吸	特点	临床意义
喘	呼吸困难，短促急迫，甚则鼻翼扇动，张口抬肩，难以平卧	实喘：风寒袭肺或痰热壅肺 虚喘：肺肾亏虚，摄纳无权
哮	呼吸喘促而喉间有哮鸣声	宿痰内伏，复感外邪或久居寒湿之地诱发，或过食酸咸生腥诱发
气短	呼吸气急而短促，气短不足以息，数而不相接续，似喘而不抬肩，喉中无痰鸣音	实证：痰饮，气滞 虚证：肺气不足或元气大虚
少气	呼吸微弱，气少不足以息，声低不足以听，言语无力	久病体虚或肺肾气虚

【思考与练习】

1. 何谓喘？实喘与虚喘如何鉴别？
2. 哮与喘的区别与联系？
3. 如何区分喘、气短、少气？

第四节　听辨咳嗽

【实训内容】

1. 常见咳嗽声，如干咳声、肺虚咳声、痰浊咳声等的特征。
2. 结合病案分析，辨别各种咳声的临床意义。

【实训要求】

1. 掌握不同咳声的特征。
2. 掌握不同咳声的临床意义。

【重点难点】

通过咳嗽声音的变化判断发病的病因与病机。

【实训操作】

一、操作要点

1. 对于咳嗽患者，要注意听辨咳声的强弱、高低，咳声有力或无力，咳声重浊或清脆，以及痰色、质、量的变化。
2. 注意咳嗽是偶咳还是连续阵咳，阵咳后是否伴有吸气怪叫，咳声是否如犬吠，是否伴有声音嘶哑、吸气困难等特征。
3. 必要时可借助听诊器听取肺部呼吸音，判断有无干、湿性啰音及其他异常。

二、案例训练

案例 1　秦某，女，6 岁。患者于 3 天前不慎受寒后，出现恶寒，低热（体温37.6℃），全身疼痛不适，鼻塞，流清鼻涕，咽痒，咳嗽，咳少量清稀白痰，苔白，脉浮紧。

［问题］

（1）该患者可能出现哪种咳声？为什么？

（2）引起咳嗽的常见原因有哪些？

［答案］

（1）因患者外感风寒，风寒犯肺，肺失肃降，可能出现咳声重浊。

（2）咳嗽的病因归纳起来，有两方面：一是外感六淫之邪，从口鼻或皮毛而入，导致肺气被束，肺失肃降，肺气上逆而咳。外感咳嗽，以风邪夹寒者居多。正如张景岳所说："六气皆令人咳，风寒为主。"二是脏腑功能失调，内伤及肺，肺失肃降，肺气上逆而咳。如肝火犯肺或脾失健运，痰浊内生，上干于肺，阻塞气道，或多种疾病导致肺脏虚弱，都可引起肺肃降无权而上逆作咳。

案例2 章某，男，68岁。有慢性支气管炎病史20年，每年冬天易反复发作。6天前外出受凉后，出现咳嗽，咳白色痰，自服抗生素"阿莫西林"、止咳化痰药"甘草片""沐舒坦"后咳嗽未见减轻。现咳嗽，咳痰，痰色白量多，易咯出，胸闷，大小便正常，舌苔厚，脉滑。检查：右侧中下肺可闻及少许湿啰音。

［问题］患者为何出现咳嗽？可能听到何种咳声？

［答案］根据患者出现咳嗽，咳痰，痰色白量多，易咯出，舌苔厚，脉滑等症状，判断该患者属于痰湿阻肺，肺失宣降，肺气上逆而引发咳嗽。因为痰湿阻肺，可能听到咳声重浊。

【实训小结】

咳嗽是临床非常常见的症状，对于咳嗽患者，应仔细辨听咳声，结合痰的色、质、量变化，判断其临床意义（见表2-4）。

表2-4 常见咳声及临床意义

常见咳声	伴随症状	临床意义
咳声重浊	痰清色白，鼻塞不通	外感风寒
咳声不扬	痰稠色黄	肺热
干咳	无痰，或痰少难咯	燥邪犯肺，或肺阴亏虚
咳声低微无力	气短而喘	肺气亏虚
咳声沉闷	痰多易咯	痰浊阻肺
阵发性，连声不断	咳止时常有鸡鸣样回声	见于顿咳（百日咳），多因风邪与痰热搏结所致
咳如犬吠	声音嘶哑，吸气困难，喉中有白膜生长，擦破流血，随之复生	见于白喉，多因肺肾阴虚，火毒攻喉所致

【思考与练习】

1. 小儿百日咳和白喉的咳嗽分别有何特点？

2. 如何通过咳声，结合痰色、质、量的变化，判断病证的寒热虚实性质？

第三章　问诊临床技能实训

问诊是医生通过对患者或陪诊者进行有目的的询问，了解疾病的发生、发展、诊治过程、现在症状及其他相关情况，以诊察病情的一种方法。

由于问诊不仅可获取望、闻、切三诊难以获得的病情资料，如患者自觉症状、疾病发生、发展过程，家族患病情况等，还可通过了解患者平素的饮食起居状况、情绪状态及性格特征等，起到针对性的健康教育、咨询及心理治疗作用，因此，问诊具有重要的诊察意义。

问诊的内容包括一般情况、主诉、现病史、既往史、个人生活史、家族史和现在症。临床上，还应根据患者初诊或复诊、门诊或住院等具体情况，进行有针对性的询问。

因就诊时患者自身感觉到的症状（现在症）是诊病、辨证的主要依据，因此，问现在症是问诊的主要内容，对病情的诊断具有重要意义。

医生问诊水平的高低对于病情资料获取是否真实、全面具有重要影响。问诊水平除与所掌握的医学知识有关外，还与问诊的技巧和方法密切相关。

问诊时应注意抓住重点（即患者的主症或主诉），并围绕此重点，问辨结合，系统询问，以获得较为全面的临床信息。具体询问时，还应做到态度和蔼认真，语言通俗易懂，切忌使用患者听不懂的医学术语。当患者叙述的病情不够全面及清楚时，可适当给予启发式提问，但绝不能凭医生的主观意愿去诱导和暗示患者，以避免所获得的病情资料片面或失真。对于患有急性病或病情危重的患者，应抓住主症扼要询问，重点检查，迅速治疗，以抢救患者生命为先，待病情稳定后，再进行详细询问。

第一节　问诊的内容和方法

【实训内容】

1. 问诊的内容。
2. 问诊的方法。

【实训要求】

1. 掌握问诊所涉及的内容。

2. 通过问诊，掌握提炼主诉，归纳现病史、既往史、个人生活史、家族史的能力。

3. 掌握问诊的方法，抓住主症，围绕主症全面询问，问辨结合。

【重点难点】

1. 对主诉及现病史的提炼。

2. 培训既能抓住主症，又能全面询问的能力。

3. 培训问辨结合的能力。

【实训操作】

一、操作要点

1. 询问主症及其出现的时间

2. 围绕主症展开全面询问

（1）询问主症特征、出现的原因或诱因。

（2）询问兼症表现及其出现的时间。

（3）询问疾病诊治过程，如起始时的症状表现特点，诊治情况，疾病发展过程中主症及兼症的变化情况等。

3. 询问其他相关病史　既往情况、个人生活史、家族史等。

4. 问辨结合　询问过程中，根据主症及主要兼症，结合舌脉象，边问边辨。

二、操作步骤

（一）学生练习

1. 由带教老师根据学生意愿分好小组，每组 2 人或多人。

2. 学生自拟主题，事先编写进行模拟问诊的脚本，内容应涉及主诉、现病史、既往史、个人生活史、家族史。

3. 实训时由学生代表根据脚本内容模仿医患，将其演绎为问诊情景片段。

4. 由带教老师组织，让不参加问诊角色扮演的同学提炼出主诉、现病史、既往史、个人生活史、家族史。

（二）教师评定

由带教老师对学生的问诊角色模拟训练进行分析，分析内容如下：

1. 问诊语言　包括语言的表达是否准确，问诊语言是否通俗。

2. 问诊方法　包括是否围绕主诉，逻辑性是否强，当被问者叙述不清时，提问者是否有适当的提示。

3. 问诊内容　包括主症、起因、诱因、时间、部位、特点（性质）、治疗经过、其他症状、平素身体健康状况、过去曾患疾病、过敏史、手术史、生活经历、精神情志、生活起居状况、婚姻生育情况、家庭成员情况等。

三、问诊过程模拟演示

（一）问诊过程

张某，女，35 岁，北京某厂工人。已婚，汉族，籍贯北京。现住址：北京市海淀区×小区×号楼×单元×室。2010 年 9 月 20 日就诊（爱人陪同就诊）。

医生：您哪里不舒服？

患者：我胃痛，肚子也痛。

医生：具体哪个部位痛，您指给我看一下。

患者：就是这里痛（用手指上腹部剑突下胃脘处及肚脐上大腹处）。

医生：有多久了？

患者：1 周多。

医生：什么原因引起的？

患者：一周前出去旅游，吃了一些凉粽子，就一直痛。

医生：怎么个痛法？

患者：胀痛，吃完饭更明显。

医生：痛的时候您采取过什么措施吗？比如揉按。

患者：用手揉一会儿感觉会好一点儿。还有，我用暖水袋捂一会儿感觉舒服一些。

医生：除了疼痛之外，您还有什么不舒服？

患者：恶心，不想吃东西。

医生：大便怎样？

患者：大便总是不成形。

医生：平时觉得精力怎么样？

患者：常常觉得乏力，四肢没力量，有时候想锻炼锻炼，跟着别人跳健身舞，跳不了多长时间就很累。

医生：晚上睡得好吗？

患者：睡觉比较晚，睡得还可以，就是梦多。

医生：以前出现过胃和肚子痛的情况吗？

患者：我的胃一直不好，吃点儿凉东西就会痛。

医生：胃痛有多少年了。

患者：3 年多了。

医生：当时是怎么引起的？

患者：以前我总上夜班，晚上睡不好觉，白天困，老睡觉，不好好吃饭，大概过了1 年多就出现了胃痛。

医生：去哪里看过吗？做过什么检查？吃过什么药吗？

患者：去附近的医院看过，做过胃镜，说是慢性浅表性胃炎，痛的时候吃点儿奥美拉唑和吗丁啉就会好一些。

医生：一般什么情况下会痛？

患者：加班加点，累的时候，或吃东西不注意就会疼痛发作。

医生：您过去身体情况怎样？

患者：原来身体还可以，就是容易疲劳。

医生：得过其他的病吗？比如肝炎、肺结核、高血压、心脏病。

患者：没有。

医生：有吃什么药物或食物过敏的情况吗？

患者：没有。

医生：有过外伤吗？做过手术吗？

患者：没有。

医生：您出生在哪里？一直住在北京吗？

患者：我出生在北京，一直住在北京。偶尔去外地旅游。

医生：平时性格怎样？容易生气着急吗？

患者：还可以，不太爱生气。

医生：您抽烟、喝酒吗？平时喜欢什么口味的饮食？

患者：不抽烟，偶尔喝点儿红酒。喜欢吃清淡一点儿的东西，不敢吃太油腻的，一吃容易腹泻。

医生：您爱人身体好吗？

患者：他身体挺好的。

医生：您有孩子吗？身体好吗？

患者：有一个儿子，12岁了。胃口有点儿像我似的，吃得不太多，别的毛病没有。

医生：您父母身体好吗？家里还有兄弟姐妹吗？他们身体怎么样？

患者：父母都退休了。父亲血糖有点儿高，母亲身体还可以。有1个哥哥，比我大6岁，身体还不错。

医生：（观察面色，面色萎黄）。伸出舌头来让我看看（舌质淡嫩，苔白腻）。让我摸摸您的脉（脉细）。

（二）问诊方法及内容的总结

通过上述问诊经过，就本案例总结问诊内容及方法。

1. 问诊的方法

（1）询问后抓住主症及其出现的时间，脘腹胀痛反复发作3年余，加重1周。

（2）围绕主症展开全面询问。

1）主症出现的特征：脘腹胀痛，喜温喜按，食后尤甚。

2）主症出现的诱因：劳累或饮食不当时出现，本次因食用寒凉不易消化的食物所致。

3）兼症：询问时用启发式语言，避免诱导式语言。如本案例的问法"您还有什么不舒服""大便怎样"等。本案例的兼症有：食欲不振，恶心，便溏，乏力。

4）询问其他相关表现或病史：如本次就诊前的情况，以前出现相同症状时的表现，病证起始情况，诊治情况，发展情况等。

5）其他相关病史：既往情况、个人生活史、家族史等。

2. 问诊的内容　对本案例进行总结后，涉及的问诊内容如下：

（1）一般情况：张某，女，35岁，北京某厂工人。已婚，汉族。籍贯北京。现住址：北京市海淀区×小区×号楼×单元×室。

（2）主诉：反复发作脘腹胀痛3年余，加重1周。

（3）现病史：患者于3年前，因上夜班，睡眠饮食不规律而出现胃痛，后去附近医院就诊，胃镜示"慢性浅表性胃炎"。患者在劳累或饮食不当时出现胃痛，服用奥美拉唑和吗丁啉（剂量不详）后疼痛缓解。平素常有便溏、乏力表现。于1周前去外地旅游，服用凉粽子后出现脘腹胀痛，伴有食欲不振、恶心。体查：面色萎黄，舌淡嫩，苔白腻，脉细。

（4）既往史：既往无肝炎、肺结核、高血压、心脏病病史。无药物过敏史。无外伤及手术史。

（5）个人生活史：出生于北京，一直居住于北京。平素情绪尚可。无烟酒嗜好。已婚，育有一子。

（6）家族史：父母健在，有一兄，身体健康，其爱人及儿子身体健康。

3. 问辨结合　本案例主症为脘腹胀痛，喜温喜按，食后尤甚，初步提示为虚证。发作特点为常于劳累或吃寒凉不易消化的食物后发作，且伴有食欲不振、恶心、便溏，进一步提示为虚证。故询问精力情况，本案为乏力，且结合病程长，以及舌脉象特点（舌淡嫩，脉细），可得出脾胃气虚的证候诊断结论。

【实训小结】

一、问诊的方法

1. 抓住主症。
2. 围绕主症全面询问。
3. 问辨结合

二、问诊的内容

1. 一般情况　包括患者姓名、性别、年龄、民族、婚姻状况、职业、籍贯、工作单位、现住址等。询问一般情况便于与患者或家属进行联系，对患者的病情发展进行追访调查。亦可获取与疾病有关的资料，作为诊治疾病的参考。

2. 主诉　是指患者就诊时最感痛苦的症状或体征及其持续时间，是患者就诊的主要原因，通过主诉常可初步估计疾病的范围、类别和病势的轻重缓急。主诉的文字应简洁、精炼（一般不超过20字），包括症状（一般由一个或相互关联的两三个症状组成）

的部位、性质、程度、时间等内容。应注意的是，一般不把病名或患者的诊断检查结果作为主诉。

3. 现病史　是指围绕主诉从起病到此次就诊时，疾病的发生、发展、变化及诊治的经过。内容包括发病情况、病变过程、诊治经过、现在症状四部分。发病情况主要包括发病时间、可能的病因和诱因、最初症状及特点、发病时曾进行过的处理等。病变过程指患者从发病到就诊时的病情发展变化情况，如发病后某一阶段有哪些症状，症状的性质、程度有无变化，何时或什么原因导致症状加重或减轻，何时出现了新症状，病情变化有无规律等。诊治经过是指患者患病后至此次就诊前所接受过的诊断与治疗情况。现在症状指患者就诊时围绕主诉所展开陈述的一切痛苦和不适的症状表现，是问诊的主要内容。

4. 既往史　主要包括患者平素身体健康状况及过去曾患疾病情况。曾患病情况包括患者过去曾患过的疾病及过敏史、外伤史、手术史等。

5. 个人生活史　主要包括患者的生活经历、精神情志、生活起居状况、婚姻生育情况等。

6. 家族史　主要包括患者的父母、兄弟姐妹、爱人、子女等，以及与患者接触密切的其他人的健康和患病情况，必要时应询问直系亲属的死亡原因。

【思考与练习】

何为主诉？现病史包括哪些内容？

第二节　问寒热

【实训内容】

1. 问寒热的方法及内容。
2. 问寒热时常用的语言及问诊过程。
3. 寒热的临床分型及各自的特征。
4. 各临床分型的鉴别点。

【实训要求】

1. 掌握问寒热的基本方法、内容及注意事项。
2. 掌握问寒热时的常用语言及问诊过程。
3. 掌握恶寒发热、但寒不热、但热不寒、寒热往来的临床意义。

【重点难点】

不同寒热类型的鉴别。

【实训操作】

一、操作要点

询问寒热时，应注意寒热出现的形式，根据寒热是单独出现、同时出现还是交替出现，临床可分为四种类型：恶寒发热、但寒不热、但热不寒、寒热往来。

恶寒发热指恶寒与发热同时并见，一般多为外感表证的特征，询问时应分清寒热症状的轻重及伴随症状，应注意恶寒发热有时也可见于个别里证。如疮疡火毒内发的早期，或酿脓的中期，已溃而毒邪未去，正不胜邪的末期，均可出现寒热并见的症状，为邪正相搏的表现。

但寒不热是指只感觉寒冷，不感觉发热的表现，询问时应分清发病缓急、主症特征及相关兼症。

但热不寒是指只感觉身热，不感觉怕冷的表现，询问时应分清热势、规律性及相关兼症。

寒热往来是指恶寒与发热交替发作的表现，询问时应分清发作的规律性。

二、操作步骤

（一）课前准备

由带教老师提前给出 2~3 个与寒热相关的病例，或者学生自选病例，也可由教师指定与寒热表现相关的某个主题（如阴虚发热）。

（二）问诊的学生模拟训练

选择 2 至多名志愿者，针对寒热相关的病例或某个主题，每组学生提前完成模拟问诊过程的脚本，上课时分别扮演医生及患者角色，完成问诊情景模拟对话，并总结问诊过程，提炼分析结果。

（三）教师评定

学生完成模拟过程的训练后，由带教老师对学生的问诊角色模拟训练进行分析，分析内容如下：

1. 问诊语言　包括语言的表达是否准确，问诊语言是否通俗。

2. 问诊方法　包括是否围绕主诉，逻辑性是否强，当被问者叙述不清时，提问者是否有适当的提示。

3. 问诊内容　包括起因、诱因、时间、部位、特点（性质）、治疗经过、其他症状等是否询问全面。

三、问诊过程模拟演示（以阴虚发热为例）

医生：您好！您哪里不舒服？

患者：最近我常觉得手脚心发热。

医生：多长时间了？

患者：大约有 2 个月了。

医生：您觉得是怎么引起的？

患者：我没注意，好像没有什么原因。

医生：您觉得一天里什么时候会有发热的感觉或这种感觉最明显？

患者：一般下午发热明显一些。

医生：您测量过体温吗？

患者：测过几次，都是 37° 左右。

医生：有没有怕冷的感觉？

患者：没有。

医生：有其他不适吗？

患者：晚上有时会出汗。

（医生查舌象，为舌红少苔。诊脉，脉象为细而略数。）

四、案例训练

案例 1 张某，女，14 岁。患者发热 3 天，体温 38.6℃，微恶寒，有少量汗，鼻塞，流黄浊涕，口渴咽痛，舌边红，苔薄白微黄，脉浮数。

［问诊要点及思辨过程］

（1）询问后抓主要症状，发热与恶寒并见，为恶寒发热表现。

（2）询问寒热的轻重，发热重恶寒轻。

（3）询问伴随症状，有汗，鼻塞，流黄浊涕，咽痛。

（4）观察舌脉象，舌边红，苔薄白微黄，脉浮数。

（5）归纳主诉，发热恶寒，伴鼻塞、流浊涕 3 天。

（6）分析主诉及发病过程，归纳病因，判断疾病。

恶寒发热，病程短——→外感表证

（7）根据寒热轻重及伴随症状，结合舌脉象进行辨证。

发热重恶寒轻，有汗，鼻塞流黄浊涕，咽痛——→风热表证

［症状鉴别］根据患者恶寒发热症状的寒热轻重及伴随症状，临床上一般可判定属于风寒表证、风热表证或伤风表证，具体鉴别见表 3 - 1。

表 3 - 1　恶寒发热的症状轻重特征及伴随症状的鉴别表

症状特征	伴随症状	病因	证型
恶寒重发热轻	兼无汗，身痛等	外感风寒之邪	风寒表证
发热重恶寒轻	兼口渴，面红等	外感风热之邪	风热表证
发热轻而恶风	兼自汗，脉浮缓等	外感风邪	伤风表证

案例 2 李某，男，63 岁。患者近 1 年来常感畏寒肢冷，即便夏日仍穿衣较多，伴

有腰酸腿软，食欲不振，大便溏稀，头晕目眩，舌淡胖嫩，苔白，脉细弱。

〔问诊要点及思辨过程〕

（1）询问主症特征，畏寒肢冷，无发热表现（但寒不热）。

（2）询问发病缓急，发病近 1 年，病势较缓。

（3）询问相关兼症，腰酸腿软，食欲不振，大便溏稀，头晕目眩。

（4）观察舌脉象，舌淡胖嫩，苔白，脉细弱。

（5）归纳主诉，畏寒肢冷，伴腰酸腿软，纳呆、便溏近 1 年。

（6）分析主诉及伴随症状，结合舌脉象，归纳病因，判断证候。

畏寒，病程较长，腰酸腿软，纳呆便溏——→寒证（脾肾阳虚）

〔症状鉴别〕但寒不热临床一般见于新病形寒肢冷及久病畏寒者，具体鉴别见表 3 - 2。

表 3 - 2　但寒不热的症状特征及伴随症状鉴别表

症状特征	常见病因	所属证候性质	常见兼症
新病形寒肢冷	过食生冷或感受外寒	实寒证	脘腹或其他局部冷痛
久病畏寒	阳气亏虚	虚寒证	神疲乏力，面白舌淡

案例 3　王某，男，48 岁。高热 12 天，每天早晨体温 38.5℃，晚上体温 39.7℃，不恶寒，汗多而热不解，咳嗽痰黄，口渴欲饮，尚能进食，但食后泛恶，大便正常，小便短赤，脉弦，苔白滑。（节选自董建华主编的《中国现代名中医医案精华》金寿山医案）

〔问诊要点及思辨过程〕

（1）询问主症，发热，不恶寒（但热不寒）。

（2）询问主症特征及规律性，热势较高，晚上热甚（潮热），汗出热不解。

（3）询问相关兼症，口渴欲饮，咳嗽痰黄，食后泛恶，小便短赤。

（4）观察舌脉象，脉弦，苔白滑。

（5）归纳主诉，发热 12 天，夜间热甚伴汗出热不解。

（6）分析主诉及伴随症状，结合舌脉象，归纳病因，判断证候。

夜间热甚，汗出热不解，口渴欲饮，咳嗽痰黄，食后泛恶，小便短赤，苔白滑——→潮热（湿热内蕴）

〔症状鉴别〕但热不寒，根据热势常分壮热、微热，前者多实，属里实热证，后者多虚，常见于阴虚发热、气虚发热等。具体鉴别见表 3 - 3。

表 3 - 3　壮热和微热的症状特征及伴随症状鉴别表

症状	常见病因病机	主症特征及兼症	证候性质
壮热	外感热邪或机体阳热亢盛	高热持续不退，伴有面赤，心烦，多汗，口渴喜冷，小便短赤，大便干结，舌红苔黄	实热证
微热	阴虚发热	午后及夜间发热，或五心烦热，或骨蒸潮热，伴有口干咽燥，颧红盗汗，舌红少苔	虚热证
	气虚发热	伴有神疲乏力，食欲不振，舌淡脉弱等	

根据发热的规律性（潮热）分为阳明潮热、湿温潮热和阴虚潮热。具体鉴别见表 3 - 4。

表 3 - 4　潮热的表现类型及症状特征鉴别表

类型	常见病证	主症特征	兼症
阳明潮热	阳明腑实证	热势较高，日晡（下午 3 ~ 5 时）发热明显，或热势更甚	口渴饮冷，大汗出，腹满硬痛，大便秘结，甚者神昏谵语等
湿温潮热	湿温病湿热内蕴证	身热不扬，午后或夜间发热明显，汗出热不解	头身困重，胸闷脘痞，舌红苔腻
阴虚潮热	阴虚证	午后及夜间发热，或五心烦热，或骨蒸潮热	口干咽燥，颧红盗汗，舌红少苔

病例 4　王某，女，47 岁。患者于 4 日前感受风寒，初表现为恶寒发热，2 日后转为有规律性的寒热往来。每天上午自觉发热，但体温不升，中午则恶寒甚至寒颤，下午又开始发热，至晚上 7 时体温达到高峰，最高达 40.9℃。患者口苦咽干，胸闷心烦，苔白干，脉弦数。西医排除伤寒、结核、疟疾等病。（节选自王忆勤主编《中医诊断学》案例式教材）

［问诊要点及思辨过程］

（1）询问主症，寒热往来。

（2）询问主症特征及规律性，发热、恶寒交替发作，发作无明显规律性。

（3）询问相关兼症，口苦咽干，胸闷心烦。

（4）观察舌脉象，苔白干，脉弦数。

（5）归纳主诉，寒热往来，伴口苦咽干 2 日。

（6）分析主诉及伴随症状，结合舌脉象，归纳病因，判断证候。

发热、恶寒交替发作，发作无明显规律性，伴口苦咽干，胸闷心烦，脉弦数——少阳证

［症状鉴别］寒热往来症状，根据寒热交替发作有无规律，可分属于少阳病及疟疾，具体鉴别见表 3 - 5。

表 3 - 5　寒热往来的表现类型及症状特征鉴别表

类型	主症特征	兼症
少阳证	时冷时热，发无时间规律	胸胁苦满，口苦，咽干，目眩
疟疾	寒战和高热交替发作，一日或二三日发作一次	剧烈头痛，多汗，口渴

【实训小结】

本节应掌握的重点和难点是寒热的临床类型。具体鉴别见表 3 - 6。

表 3 - 6　寒热的临床类型及症状特征鉴别表

类型	主症特征	常见病证
恶寒发热	恶寒与发热同时并见	外感表证
但寒不热	只感觉寒冷，不感觉发热	新病感寒后形寒肢冷，脘腹或其他局部冷痛；久病畏寒
但热不寒	只感觉发热，不感觉寒冷	按虚实分有实热证、虚热证；按潮热的发热特点分有阳明潮热、阴虚潮热、湿温潮热
寒热往来	恶寒与发热交替出现	无规律者为少阳证；有规律者为疟疾

【思考与练习】

寒热不同类型的主症及兼症表现如何？

第三节　问汗出

【实训内容】

1. 问汗出的方法及内容。
2. 问汗出时常用的语言及问诊过程。
3. 汗出的常见表现及临床意义。

【实训要求】

1. 掌握问汗出的基本方法、内容及注意事项。
2. 掌握问汗出时的常用语言及问诊过程。
3. 掌握表证有汗、表证无汗、里证有汗（包含自汗、盗汗）等的表现及意义。

【重点难点】

汗出异常的特点及临床意义。

【实训操作】

一、操作要点

出汗的异常表现为当有汗时无汗，当无汗时有汗。问汗时应注意区分表证、里证，询问有汗无汗，汗出的部位（全身或局部）、时间、多少及相关兼症等。

二、操作步骤

（一）课前准备

由带教老师提前给出 2～3 个与汗出异常相关的病例或学生自选病例，也可由教师指定某个主题（如自汗）。

（二）问诊的学生模拟训练

选择 2 至多名志愿者，针对汗出异常的病例或某个主题，每组学生提前完成模拟问诊过程的脚本，上课时分别扮演医生及患者角色，完成问诊情景模拟对话，并总结问诊过程，提炼分析结果。

（三）教师评定

由带教老师对学生在问诊角色模拟扮演过程中所使用的语言、方法及内容进行分析，具体分析内容参见"问寒热"部分的"教师评定"。

三、问诊过程模拟演示（以自汗为例）

医生：您怎么不好？

患者：每天出汗很多，感觉人比较虚。

医生：有多长时间了？

患者：1 个多月。

医生：是白天出汗还是晚上睡着后出汗？

患者：白天出汗。

医生：您觉得有什么原因吗？

患者：1 个月前，去外地出差，淋雨后发烧，得了"肺炎"，之后住了 1 个月医院。"肺炎"治好后出了院，但总觉得身体虚，老出汗。

医生：哪种情况下会出汗？

患者：稍微动一下就会出很多汗，内衣常常是湿的。

医生：您说的"虚"的表现是什么？

患者：经常觉得没力气，总想躺着。

医生：您吃饭怎么样？

患者：老觉得嘴里没味，没胃口，吃得很少，吃点东西就觉得肚子胀。

医生：伸出舌头来我看看（舌淡苔薄白）。让我摸摸您的脉（脉虚）。

四、案例训练

案例 1　张某，男，32 岁。1 周前因外感风寒，出现发热恶寒，无汗，头身疼痛，鼻塞流清涕，舌淡红，苔薄白，脉浮。

［问诊要点及思辨过程］

（1）询问主症，发热恶寒，无汗。

（2）询问相关兼症，头身疼痛，鼻塞，流清涕。

（3）观察舌脉象，舌淡红，苔薄白，脉浮。

（4）归纳主诉，发热恶寒，无汗 1 周。

（5）分析主诉及伴随症状，结合舌脉象，归纳病因，判断证候。

发热恶寒，无汗——表证无汗

兼有头身疼痛，鼻塞，流清涕，结合外感风寒病因——→外感风寒表现

综上，辨证为风寒表证。

[症状鉴别] 表证常有有汗或无汗的表现，有汗常是风热表证和伤风表证的兼症表现，无汗常是风寒表证的兼症表现。具体鉴别见表 3 - 7。

表 3 - 7   表证汗出的症状特征鉴别表

类型	常见病证	症状特点
表证无汗	风寒表证	恶寒重发热轻，无汗，头身疼痛，脉浮紧等
表证有汗	风热表证	恶寒轻发热重，有汗（初期可无汗），咽痛口干，脉浮数等
	伤风表证	发热轻而恶风，汗出，头项强痛，脉浮缓等

案例 2   鲁某，50 岁，女。患者于 1 个多月前偶感风寒，冒雨着凉，患大叶性肺炎，病情严重，经抢救转危为安，历时 1 个月始得痊愈。但出院后身体未能完全复原。1 周前白天汗出不止，动则汗多，往往衣衾濡湿。全身自觉虚弱无力，疲乏倦怠。经常口淡无味，脘胀腹闷，食欲不振，食纳甚少，且周身皮肤粗糙，全身消瘦，口干喜饮，唇干咽燥，手足心热，大便秘结，诊察见患者面色㿠白少华，舌质红，舌苔少而干，脉弦，双尺无力。（摘录自董建华主编《中国现代名中医医案精华》靳士英医案）

[问诊要点及思辨过程]

（1）询问主症，白天汗出不止，乏力。

（2）询问相关兼症，口淡无味，脘胀腹闷，食欲不振，食纳甚少。周身皮肤粗糙，全身消瘦，口干喜饮，唇干咽燥，手足心热，大便秘结，面色㿠白少华。

（3）观察舌脉象，舌质红，舌苔少而干，脉弦，双尺无力。

（4）归纳主诉，自汗乏力 1 周。

（5）分析主诉及伴随症状，结合舌脉象，归纳病因，判断证候。

白天汗出不止——→自汗

乏力，口淡无味，脘胀腹闷，食思不振，食纳甚少，面色㿠白少华——→脾胃气虚

周身皮肤粗糙，全身消瘦，口干喜饮，唇干咽燥，手足心热，大便秘结，舌质红，舌苔少而干——→阴虚

综上，本案例为气阴两虚的自汗。

[症状鉴别] 里证有汗，常可见自汗、盗汗、湿热郁蒸的黄汗、里热亢盛的大汗、亡阳或亡阴证的大汗（又称绝汗）。具体鉴别见表 3 - 8。

表 3 - 8   里证汗出的症状特征鉴别表

类型	常见病证或病机	症状特点
自汗	气虚或阳虚	日间经常汗出不止，活动之后更甚，常兼气短懒言，倦怠乏力，或畏寒肢冷等症
盗汗	阴虚内热	睡时汗出，醒则汗止，常兼五心烦热，失眠多梦，两颧发红，口燥咽干等症
黄汗	湿热郁蒸	蒸蒸汗出，汗液易黏或衣服黄染，常兼面赤烦躁，口苦，尿黄等症

续表

类型	常见病证或病机	症状特点
壮热大汗	里热亢盛	高热汗出，常兼口渴喜冷饮，心烦等症
绝汗	亡阳证	大汗淋漓，汗稀而凉，常兼面色苍白，神疲气弱，四肢厥冷等症
	亡阴证	大汗不止，热汗而黏，常兼虚烦躁扰，口渴饮冷，目眶凹陷，面赤唇焦，呼吸急促等症

【实训小结】

本节应掌握的重点和难点是汗出异常的特点及临床意义。具体鉴别见表3-9。

表3-9　汗出异常的特点及临床意义鉴别表

类型			主症特点	临床意义
表证辨汗		表证无汗	恶寒重发热轻，无汗	多属外感风热表证
		表证有汗	恶寒轻发热重，有汗（有时可无汗）	多属外感风寒表证
			发热轻而恶风	多属伤风表证
里证辨汗	全身辨汗	里证无汗	当汗出时无汗	多属久病阳虚或津血亏虚
		里证有汗	自汗（醒时汗出，动则甚）	多属气虚或阳虚
			盗汗（寐则汗出，醒则汗止）	多属阴虚
			黄汗	多属湿热蕴蒸
			壮热大汗	多属里实热证
			大汗淋漓，汗稀而凉，四肢厥冷	多属亡阳证
			大汗不止，热汗而黏，呼吸急促	多属亡阴证
	局部辨汗	局部无汗	半侧身体当出汗时无汗	可见于中风、痿证和截瘫患者
		局部有汗	头汗	多属上焦热盛，或中焦湿热，或元气将绝，虚阳上越
			心胸汗	多属心脾两虚
			手足心汗	可见于中焦湿热，或热邪郁滞，或阴虚阳亢
			阴汗	多属下焦湿热郁蒸

【思考与练习】

如何根据症状表现判断异常汗出的病因病机?

第四节　问疼痛

【实训内容】

1. 问疼痛的方法及内容。
2. 问疼痛时常用的语言及问诊过程。
3. 疼痛的性质及临床意义。

【实训要求】

1. 掌握问疼痛的基本方法、内容及注意事项。
2. 掌握问疼痛时的常用语言及问诊过程。
3. 掌握不同部位、不同性质疼痛的表现特征及临床意义。

【重点难点】

疼痛的性质及临床意义。

【实训操作】

一、操作要点

疼痛可发生于不同部位，问疼痛时，应注意询问具体的部位，而某个部位的疼痛，可能涉及几个脏腑的病变，应根据相关兼症判定病变所在的具体脏腑。如胁痛可见于肝胆病变，亦可见于痰饮病，询问时若有情志异常或肝经循行部位的表现，多考虑肝胆病变，若见胁肋饱满胀痛，咳唾痛剧者，为饮停胸胁的悬饮病。此外，应详细询问疼痛的性质、程度、时间、喜恶等内容，以辨别具体病性。

二、操作步骤

（一）课前准备

由带教老师提前给出 2～3 个与疼痛相关的病例或学生自选病例，也可由教师指定某个主题（如胃痛）。

（二）问诊的学生模拟训练

选择 2 至多名志愿者，针对疼痛相关的病例或某个部位的疼痛（如胁肋痛），每组学生提前完成模拟问诊过程的脚本，上课时分别扮演医生及患者角色，完成问诊情景模拟对话，并总结问诊过程，提炼分析结果。

（三）教师评定

由带教老师对学生在问诊角色模拟扮演过程中所使用的语言、方法及内容进行分析，具体分析内容参见"问寒热"部分的"教师评定"。

三、问诊过程模拟演示（以胃痛为例）

医生：您觉得怎么不舒服？

患者：胃痛。

医生：是怎么引起的？

患者：半年前有一回喝酒后，出现胃痛，呕血，去医院检查，诊断为"十二指肠球部溃疡"，住院治疗后好多了。平时胃痛的时候，吃点儿"胃舒平"就没事了，前天又痛起来了，吃药不管用，就来找您看一下。

医生：这次是什么原因引起来的？

患者：前天中午吃了点儿辣椒，下午就感觉有点儿胃痛。

医生：痛得厉害吗？

患者：不是太厉害，一阵儿一阵儿的。

医生：什么时候痛得明显？

患者：晚上比较明显。

医生：还有什么不舒服的表现吗？

患者：老打嗝，有点儿泛酸。平时老觉得胃有点儿烧灼感。

医生：除了这次的情况，平时在什么情况下胃痛？

患者：饿的时候痛，吃点儿东西能缓解。

医生：食欲怎么样？肚子胀吗？

患者：食欲一般，有时候觉得饿了，吃一点儿就又饱了。肚子不胀。

医生：大小便怎么样？

患者：都正常。

医生：我看一下舌头，号一下脉。（舌红少苔，脉细。）

四、案例训练

案例 1　焦某，52 岁，男。患者于 20 余年前首次发作偏头痛，起因不详。头痛呈阵发性，起自左颈项部，上行至左侧颠顶，延至前额目眶上。发作多在夜间，睡后痛醒。其痛如针刺，左颞痛剧如裂，且有热感。左眼红赤，流热泪，鼻塞，流浊涕，汗出，逐日加重，血压升高，脉搏缓慢，恶心呕吐。疼痛大作时彻夜不眠，发作过后，精疲力竭，少食懒言。曾反复于各大医院神经科进行检查，均未发现阳性体征。诊断为"血管性头痛"或"神经血管性头痛"。给予颅痛定、利眠宁、维生素 B_1、磷酸可待因、酒石酸麦角胺、复方丹参注射液等治疗，均未显效。8 年前，用中药及针灸治疗后，再未发作，3 天前因外感而诱发。刻下见头痛大作，恶心呕吐，出汗，流热泪，面红目赤，前额及头面部有烧灼感，呼气灼热，舌质深红，苔黄厚微腻，脉弦滑数，右浮左沉。（摘录自董建华主编《中国现代名中医医案精华》李乐园医案）

［问诊要点及思辨过程］

（1）询问主症，头痛。

（2）询问头痛的具体部位及性质。头痛部位——头痛起自左颈项部，上行至左侧颠顶，延至前额目眶上、左颞部。头痛性质——痛如针刺，如跳脓，且有热感。其他特征——阵发性，发作多在夜间，睡后痛醒（提示痛剧）。

（3）询问相关兼症，恶心呕吐，出汗，流热泪，面红目赤，前额及头面部有烧灼感，呼气灼热。

（4）观察舌脉象，舌质深红，苔黄厚微腻，脉弦滑数，右浮左沉。

（5）归纳主诉，阵发性左颞及颠顶痛8年，发作3天。

（6）分析主症及伴随症状，结合舌脉象，归纳病因，判断证候。

头痛起自左颈项部，上行至左侧颠顶，延至前额目眶上，左颞痛剧如裂——→肝胆经头痛

痛如针刺，且有热感，伴有恶心呕吐，出汗，流热泪，面红目赤，呼气灼热，舌质深红，苔黄厚微腻，脉弦滑数——→湿热，兼有血瘀

本次因外感而诱发，结合脉象（右浮左沉）——→夹风火

综上，本案例为肝胆湿热，兼血瘀夹风火的头痛。

［症状鉴别］

（1）头痛时，应问明头痛的具体位置，不同位置与经络有一定关系。具体见表3-10。

表3-10 头痛位置与经络关系汇总表

头痛部位	所属经络
后脑痛连及项背	太阳经
前额连眉棱骨痛	阳明经
两侧痛	少阳经
颠顶痛	厥阴经
头痛连齿	少阴经

（2）头痛可分外感和内伤，问头痛时应问清头痛的性质（特征）及相关兼症，以此作为辨证依据。具体见表3-11。

表 3 – 11 外感头痛与内伤头痛的症状鉴别要点

类型		症状特点
外感头痛	风寒头痛	头痛连项背，兼恶风寒，苔薄白，脉浮紧等
	风热头痛	头胀痛，兼发热或恶风，面赤口渴，便秘尿黄，脉浮数等
	风湿头痛	头痛如裹，兼肢重胸闷，苔白腻，脉濡等
内伤头痛	肾虚头痛	头空痛，兼眩晕，腰膝酸软，舌红少苔，脉细无力等
	瘀血头痛	头痛经久不愈，痛处固定，痛如针刺，兼舌色紫暗，脉细或细涩等
	痰浊头痛	头重痛，头晕烦闷，咳痰稠黏，恶心吐逆，肢体困重，舌苔白腻，脉弦滑等
	肝火上炎头痛	头晕胀痛，面红目赤，急躁易怒，或突发耳鸣耳聋，或胁肋灼痛，舌红苔黄，脉弦数等
	肝阳上亢头痛	头目胀痛，眩晕耳鸣，面红目赤，急躁易怒，失眠多梦，腰膝酸软，头重脚轻，舌红少津，脉弦有力或弦细数等

案例 2 杨某，男，61 岁。1 个月前感胸痛，活动后加重，能自行缓解。4 天前，胸前区突发疼痛，持续 7 个小时，急诊住院。心电图示急性前壁心肌梗死，经西医处理后，病情一度稳定。2 小时前，患者出现胸痛加剧，伴有四肢厥冷，面色苍白，血压下降。心电图复查，心肌梗死范围扩大，邀中医会诊。刻下症见心前区痛，四肢厥冷，冷汗出，舌暗淡，脉弦代。（《顾丕荣医案》）

[问诊要点及思辨过程]

（1）询问主症及特征，胸痛（心前区痛）剧烈。

（2）询问相关兼症，四肢厥冷，冷汗出，面色苍白。

（3）观察舌脉象，舌暗淡，脉弦代。

（4）归纳主诉。该病案入院时主诉应为：持续心前区疼痛 7 小时。当前主诉应为：持续心前区疼痛 2 小时，伴肢冷汗出。

（5）分析主症及伴随症状，结合舌脉象，归纳病因，判断证候。

持续心前区疼痛 7 小时，结合心电图检查——真心痛

心前区剧痛，伴有四肢厥冷，冷汗出——心阳暴脱

[症状鉴别] 胸痛多见于心肺病变，询问时应根据是否有心悸、胸闷或咳喘、咳痰来判定属于心或肺的病变。具体鉴别见表 3 – 12。

表 3 – 12 胸痛症状特点鉴别表

胸痛所属病证	症状特点
肺系病证	常有咳嗽，咳痰，气喘等表现
心系病证	常有胸痛牵引肩背部，心悸，胸闷等表现

案例 3 张某，男，49 岁。患者 5 年前患慢性乙型肝炎，虽经治疗，但症状时轻时重，常有胁肋胀痛、纳差表现。3 个月前，出现腹部胀大，3 个月来腹围逐渐增加，由81cm 增至 90cm，脘腹撑急，如囊裹水，烦热口苦，渴不欲饮，小便短黄，大便黏滞不爽，舌边红，苔黄腻，脉弦数。

［问诊要点及思辨过程］

（1）询问主症及特征，胁肋胀痛，纳差，腹部膨隆。

（2）询问相关兼症，脘腹撑急，如囊裹水，烦热口苦，渴不欲饮，小便短黄，大便黏滞不爽。

（3）观察舌脉象，舌边红，苔黄腻，脉弦数。

（4）归纳主诉，胁肋胀痛、纳差 5 年，腹部膨隆 3 个月。

（5）分析主症及伴随症状，结合舌脉象，归纳病因，判断证候。

胁肋胀痛——→病位在肝

脘腹撑急，如囊裹水——→腹水（鼓胀）

纳差，烦热口苦，渴不欲饮，小便短黄，大便黏滞不爽，舌边红，苔黄腻，脉弦数——→湿热内蕴

本案例辨病为：胁痛、鼓胀。辨证为：肝胆湿热。

［症状鉴别］胁痛多属于肝胆病变，询问时应根据胁痛性质及其他重要症状判定具体病性。具体鉴别见表 3－13。

表 3－13　胁痛症状特点及临床意义鉴别表

胁痛性质	伴随症状	临床意义
胁肋胀痛	善太息，急躁易怒或情绪低落，苔薄白，脉弦	肝气郁结
胁肋灼痛	面红目赤，头痛眩晕，急躁易怒，舌红苔黄，脉弦数	肝火炽盛
胁肋刺痛	痛有定处，入夜更甚，胁下或见痞块，舌紫暗，脉弦或沉涩	瘀滞肝络
胁肋胀痛	胸闷纳呆，恶心呕吐，口苦，或有目黄、身黄、小便黄，苔黄腻，脉弦滑数	肝胆湿热
胁肋灼痛或隐痛	胁痛遇劳加重，口干咽燥，心烦，目干涩，舌红苔少，脉弦细数	肝阴虚

案例 4　韩某，男，58 岁。腰痛、浮肿 2 年，初起时为面肿，后下肢亦肿，近 3 个月来，水肿遍及全身，并自觉少气懒言，食少腹胀，腰膝酸软，畏寒肢冷，无发热，小便少，大便溏烂，五更泄泻，舌质淡白，苔黑腻而滑，脉沉细无力。

［问诊要点及思辨过程］

（1）询问主症及特征，腰痛，浮肿。

（2）询问相关兼症，少气懒言，食少腹胀，腰膝酸软，畏寒肢冷，小便少，大便溏烂，五更泄泻。

（3）观察舌脉象，舌质淡白，苔黑腻而滑，脉沉细无力。

（4）归纳主诉，腰痛、浮肿 2 年，加重 3 个月。

（5）分析主症及伴随症状，结合舌脉象，归纳病因，判断证候。

腰痛，腰膝酸软——→病位在肾

食少腹胀，便溏——→病位在脾

少气懒言，畏寒肢冷，小便少，大便溏烂，五更泄泻，舌质淡白，苔黑腻而滑，脉沉细无力——→阳气亏虚

本案例辨病为：腰痛、水肿。辨证为：脾肾阳虚。

［症状鉴别］腰痛多与肾的病变或局部组织经络气血瘀滞有关。具体鉴别见表 3 – 14。

表 3 – 14　腰痛症状特点及临床意义鉴别表

症状特征	临床意义
两侧腰痛，酸软无力，生殖机能减退，畏寒肢冷	肾阳虚
两侧腰痛，酸软无力，男子阳强易举，遗精早泄，女子经少经闭，或见崩漏，潮热盗汗	肾阴虚
腰脊或腰骶部冷痛重着，遇寒冷或阴雨天加重	多属寒湿痹证
腰部刺痛拒按，固定不移	多属瘀血阻络

【实训小结】

1. 本节应重点掌握疼痛的性质。

不同的疼痛性质，其临床意义不同。具体见表 3 – 15。

表 3 – 15　疼痛性质及其临床意义鉴别表

疼痛性质	症状特征	临床意义
胀痛	疼痛伴有胀满的感觉	气滞，肝火上炎，肝阳上亢
刺痛	疼痛尖锐如针刺之感	瘀血
窜痛	痛处游走不定，或走窜攻痛	肝气郁滞，行痹
固定痛	疼痛部位固定不移	瘀血，痛痹，着痹
冷痛	疼痛伴有冷感，痛而喜暖	寒证（实寒或虚寒）
灼痛	疼痛伴有灼热感，痛而喜凉	热证（实热或虚热）
重痛	疼痛伴有沉重感	湿邪困阻，或肝阳上亢
绞痛	疼痛剧烈如刀绞一般，难于忍受	实邪阻闭气机或寒邪凝滞气机
掣痛（引痛）	疼痛而有抽掣牵引感，往往一处痛而连及他处	筋脉失养，或经脉阻滞不通
酸痛	疼痛伴有酸楚不适感	风湿侵袭或肾虚，气血不足
隐痛	痛势较轻，尚可忍耐，但绵绵不休	精血亏虚，或阳气不足
空痛	疼痛且伴有空虚之感	气血精髓亏虚

2. 询问疼痛时，应问清疼痛部位。

疼痛可涉及多个部位，不同部位与相应的脏腑经络有关。询问时应注意与该对应脏腑相关的症状表现，并结合疼痛性质，判定其临床意义。因本节"实训操作"部分已经涉及头痛、胸痛、胁痛、腰痛内容，故本部分总结临床常见的其他部位的疼痛表现及其对应的临床意义。具体内容见表 3 – 16。

表3－16　疼痛部位及其临床意义鉴别表

部位	涉及的脏腑经络及询问注意事项	疼痛性质	临床意义
胃脘痛	胃之病证，询问时应注意疼痛的性质及饮食情况等伴随症状	冷痛，得温则减，伴有口和不渴	多属寒证
		灼痛，喜凉恶热，伴有口干口苦	多属热证
		胃脘胀满疼痛，且有饮食所伤病史，伴有嗳腐吞酸，苔厚腻	多属食滞胃脘
		胃脘隐痛，喜温喜按，伴有纳少神疲，舌淡脉弱	多属虚寒证
腹痛	涉及脏腑较多，询问时应问清具体部位，必要时采取腹部按诊手法，注意疼痛性质及与各脏腑相关的症状表现	大腹隐痛，喜温喜按，伴纳呆便溏	脾气（阳）虚弱
		小腹胀满而痛，小便点滴难出或点滴不出	多属膀胱气机不利
		小腹胀痛或刺痛，随月经周期而发	多属胞宫气滞血瘀
		少腹冷痛，牵引外阴	多为寒滞肝脉
		小儿脐周痛，按之可移，自述腹痛，按压时腹痛体征并不十分明显	多考虑虫积，可通过大便虫卵检测确诊
背痛	多属于足太阳膀胱经、督脉等的病变	恶寒发热兼有背痛连及头项	多因风寒之邪客于太阳经
		脊骨空痛，不可俯仰	多为精气亏虚，督脉受损
四肢痛	常见于痹证，询问时应注意疼痛性质及伴随症状	疼痛游走不定	属于行痹，以感受风邪为主
		关节痛剧，遇寒加重，得热痛减	属于痛痹，以关节感受寒邪为主
		关节重着而痛，固定不移，或伴有肌肤麻木不仁	属于湿痹，以感受湿邪为主
		关节红肿热痛	属于热痹，因风寒湿邪郁久化热而致
周身痛	询问时结合具体表现及病程、病史等情况综合判断	新病周身疼痛	多因感受风寒湿邪所致，属实证
		久病卧床不起而周身疼痛	多因气血亏损，经脉失养所致，属虚证

【思考与练习】

如何根据症状表现判断胃脘痛的病因病机？

第五节　问胸腹不适

【实训内容】

1. 问胸腹不适中常见表现（如心悸、胸闷等）的问诊方法及内容。
2. 问胸腹不适症状时的常用语言及问诊过程。

【实训要求】

1. 掌握问胸腹不适中常见表现的问诊基本方法、内容及注意事项。
2. 掌握问胸腹不适症状时的常用语言及问诊过程。

【重点难点】

如何根据胸腹不适的症状特点辨别病机。

【实训操作】

一、操作要点

胸腹不适指除外疼痛的其他胸腹不适表现，包括多种症状，常见的如胸闷、心悸、胁胀、脘痞、腹胀。不同的症状代表不同的脏腑功能失调，因此，询问时除了仔细问这些症状的具体表现特征外，还应注意询问代表不同脏腑的特征性症状的有无及其表现特点，以辨别不同病位及具体病性。如胸闷和心悸常常同时出现于心病证候，而患者有胸闷表现时，不一定就代表心病证候，还与肺、肝等脏的气机不畅有关。询问时应注意伴随症状，以此判定所属部位及病机。如胸闷兼痰多、咳嗽气喘者，多为痰浊阻肺；胸闷兼胁胀、善太息者，多属肝气郁结。

二、操作步骤

（一）课前准备

由带教老师提前给出 2～3 个与胸腹不适症状相关的病例或者学生自选病例，也可由带教老师指定某个主题（如心悸）。

（二）问诊的学生模拟训练

选择 2 至多名志愿者，针对胸腹不适症状的病例或某个主题，每组学生提前完成模拟问诊过程的脚本，上课时分别扮演医生及患者角色，完成问诊情景模拟对话，并总结问诊过程，提炼分析结果。

（三）教师评定

由带教老师对学生问诊角色模拟扮演过程中所使用的语言、方法及内容进行分析，具体分析内容参见"问寒热"部分的"教师评定"。

三、问诊过程模拟演示（以心悸、胸闷为例）

医生：您好！您觉得哪里不舒服？

患者：觉得心慌、胸闷。

医生：有多长时间了？

患者：有 5 年了，当时上医院检查，诊断是"风湿性心脏病""阵发性房颤"，住过好几次院。最近 1 周心慌得比较明显，而且胸闷很厉害，老上不来气。

医生：还有什么觉得不舒服的地方？

患者：平时觉得比较累，有时上两三层楼就会心慌胸闷得厉害，气喘吁吁的。

医生：这次是什么原因引起的心慌、胸闷？

患者：可能有点儿累，前些天有些着凉。

医生：您有怕冷或者发热的感觉吗？

患者：我觉得怕冷。

医生：饮食、大小便最近有异常吗？

患者：吃饭还行，大便也跟平时差不多，小便少。

医生：有胸痛的感觉吗？

患者：这倒没有。

医生：伸出舌头来我看看（舌质暗紫，苔薄白）。让我摸摸您的脉（脉弦细而促）。

四、案例训练

案例 1 某男，50 岁。心悸 1 年余，易于饭后发生，胸闷气短，面色淡白，头晕，出冷汗。往往疲劳或情绪激动时诱发心悸。近半年来，心悸加重，并伴有下肢轻度浮肿，晨起吐少量痰，大便溏泄，脉右沉滑，左弱，均有结代，舌淡，苔薄白。

［问诊要点及思辨过程］

（1）询问主症及特征，心悸，疲劳或情绪激动时诱发。

（2）询问相关兼症，胸闷气短，面色淡白，头晕，出冷汗，下肢轻度浮肿，晨起吐少量痰，大便溏泄。

（3）观察舌脉象，脉右沉滑，左弱，均有结代，舌淡，苔薄白。

（4）归纳主诉，心悸胸闷 1 年余，加重伴下肢浮肿半年。

（5）分析主症及伴随症状，结合舌脉象，归纳病因，判断证候。

心悸，胸闷气短——病位在心

心悸因疲劳或情绪激动时诱发，胸闷气短，面色淡白，头晕，出冷汗，下肢轻度浮肿，左脉弱——气虚

咳痰，大便溏泄，右脉沉滑——→痰湿内阻

本案例辨病为：心悸。辨证为：心气虚证兼痰湿内阻。

[症状鉴别] 心悸多为心神或心脏病变的反映。引起心悸的病因较多，如心气不足，心阴不足，痰浊、瘀血、寒凝、气滞等使心脉痹阻时，均可见心悸。询问时应注意相应的兼症表现。具体鉴别见表3-17。

表3-17 心悸的临床意义鉴别表

症状特征	临床意义
心悸，兼胸闷气短，疲乏无力	多属心气虚
心悸，兼心烦失眠，舌红舌苔少	多属心阴虚
心悸，兼心胸憋闷作痛，痛引肩背或内臂，时作时止	多属心脉痹阻

案例2 吕某之母，年四旬余。患腹胀，已治疗半年，越治越胀。诊察见患者骨瘦如柴，腹胀如鼓，腹皮绷紧，叩之有鼓音。自称每进一口食，就胀满难忍，必欲吐尽才好。出示多张前医中医处方，都是神曲、山楂、槟榔、麦芽、五谷虫、广木香等消导药物。按其脉细弱无力，舌淡苔薄，舌体瘦瘪。（摘录自董建华主编《中国现代名中医医案精华》李克绍医案）

[问诊要点及思辨过程]

（1）询问主症及特征，腹胀，食后愈甚。

（2）询问及诊察相关兼症，骨瘦如柴，腹胀如鼓，腹皮绷紧，叩之有鼓音，进食后胀满难忍，必欲吐尽。

（3）观察舌脉象，脉细弱无力，舌淡苔薄，舌体瘦瘪。

（4）归纳主诉，腹胀半年余。

（5）分析主症及伴随症状，结合舌脉象，归纳病因，判断证候。

腹胀，食后愈甚——→病位在脾

骨瘦如柴，腹胀如鼓，腹皮绷紧，叩之有鼓音，进食后胀满难忍，必欲吐尽，脉细弱无力，舌淡苔薄，舌体瘦瘪——→与气虚关系密切

结合之前治疗用药，多消导行气之品，而致腹胀更甚——→符合气虚判断

综上，本案例为脾气虚弱的腹胀。

[症状鉴别] 腹胀有轻重之别，有虚实之分。因其与脾、胃、肠、肝、肾等多个脏腑的病变有关。因此，询问时应注重其反映不同病位特征的症状，并根据症状特点分辨虚实。具体鉴别见表3-18。

表3-18 腹胀的临床意义鉴别表

症状特征	临床意义
大腹胀满，兼纳果、便溏、气短乏力	多为脾气虚
胃脘及腹部胀满，兼嗳腐、呕吐、大便臭秽	多因食积胃肠

【实训小结】

胸腹不适包括胸闷、心悸、胁胀、脘痞、腹胀等常见症状，问诊时注意询问症状的具体特征及相兼症状，因心悸和腹胀在实训操作部分已经总结过相关内容，故将胸闷、胁胀、脘痞的相关内容总结如下（见表 3 - 19）。

表 3 - 19   胸闷、胁胀、脘痞的问诊内容及其临床意义鉴别表

症状	询问注意事项	伴随症状	临床意义
胸闷	胸闷不仅可见于心、肺的病证，亦可见于肝的病证，询问时注意伴随的其他症状，以判断具体病位	胸闷伴咳喘，痰多	多属痰湿阻肺
		胸闷伴心悸，气短，乏力	多属心气不足
		胸闷伴心痛如刺，舌紫暗	多属血瘀心脉
		胸闷伴心痛，体胖，痰多，舌胖	多属痰阻心脉
		胸闷伴心痛，且症状与情志变化有关	多属气滞心脉
		胸闷伴心痛剧烈，遇寒加重	多属寒凝心脉
		胸闷伴胁胀，善太息	多属肝气郁结
胁胀	多见于肝胆病变，询问时根据其他表现，判断具体的病性	胁胀伴易怒，善太息	多属肝气郁结
		胁胀伴口苦，舌苔黄腻	多属肝胆湿热
脘痞	多属于脾胃病变，询问时根据其他症状，分清虚实	脘痞，嗳腐吞酸	多属饮食伤胃，为实证
		脘痞，食少便溏	多属脾胃虚弱，为虚证

【思考与练习】

腹胀病机有实有虚，如何根据症状表现判断其虚实？

第六节   问情绪

【实训内容】

1. 问情绪的方法及内容。
2. 问情绪异常症状时的语言及过程。

【实训要求】

1. 掌握问情绪中常见异常表现的基本方法、内容及注意事项。
2. 掌握问情绪异常时的常用语言及问诊过程。

【重点难点】

如何根据症状判定是否有情绪异常及情绪异常的病机。

【实训操作】

一、操作要点

情绪异常指情绪活动过于剧烈、突然，或持续处于某种情绪状态（尤其是怒、忧、悲等负面情绪）。问诊时不仅要通过询问了解患者的主观体验，还要注意观察患者的面部表情、姿态、动作，以及讲话的声音、语气等，加以综合判断，并根据情绪反应的强度、持续的时间及其性质等，确定患者是否存在情绪异常，以及占主导地位的情绪状态是什么。

二、操作步骤

（一）课前准备

由带教老师提前给出 2 ~ 3 个与情绪异常症状相关的病例，或学生自选病例，也可由带教老师指定情绪异常的某个主题（如抑郁）。

（二）问诊的学生模拟训练

选择 2 至多名志愿者，针对情绪异常症状的病例或某个主题，每组学生提前完成模拟问诊过程的脚本，上课时分别扮演医生及患者角色，完成问诊情景模拟对话，并总结问诊过程，提炼分析结果。

（三）教师评定

由带教老师对学生的问诊角色模拟扮演过程中所使用的语言、方法及内容进行分析，具体分析内容参见"问寒热"部分的"教师评定"。

三、问诊过程模拟演示（以抑郁为例）

医生：您觉得怎么不好？
患者：觉得干什么都没劲，总想哭。
医生：是不是觉得心情不好？
患者：是的。
医生：觉得心情不好有多长时间了？
患者：说不好，可能 1 年多了。
医生：是什么事让您觉得不高兴的？
患者：和同事关系不好，他们总在议论我。
医生：您现在每天都见到他们吗？
患者：最近没有，我不想上班见到他们，请了 1 个月假。
医生：见不到他们，您是不是觉得心情好一些？

患者：没有，我总想起他们对我不好的事情来。

医生：那现在在家休息，您喜欢干些什么事？

患者：我什么都不想干。

医生：您还觉得身体哪里不舒服？

患者：哪儿都难受。

医生：哦，能给我说得详细一点儿吗？比如说，睡眠怎么样？吃饭好不好？

患者：睡眠不好，总是早醒，每天差不多凌晨三四点钟醒来就睡不着了，晚上有时觉得心慌。吃饭一般，想吃就吃一口，有时不吃也行，也不觉得饿。

医生：觉得疲乏吗？

患者：感觉挺累的，头老是晕晕沉沉的。

医生：让我看一下舌头，摸一下脉（舌淡，苔薄白，脉细）。

四、案例训练

案例 张某，男，55岁。（家属代述病情）病者平时为人笃厚，沉默寡言。因与他人争吵，自觉有理难申，心中憋气窝火，耿耿于怀而骤然发病。十几天来，精神失常，胡言乱语，哭笑交作，情绪紧张，惶恐不宁，肢体肌肉颤动，心神烦扰，夜不成寐，意欲奔走，胃纳呆滞，大便燥结，脉沉弦而实，舌苔黄腻。（摘录自董建华主编《中国现代名中医医案精华》高宜民医案）

[问诊要点及思辨过程]

（1）询问主症及特点，情绪、精神失常，胡言乱语，哭笑交作，情绪紧张，惶恐不宁。

（2）询问病因，心情郁闷不得宣泄。

（3）询问相关兼症，肢体肌肉颤动，心神烦扰，夜不成寐，意欲奔走，胃纳呆滞，大便燥结。

（4）观察舌脉象，舌苔黄腻，脉沉弦而实。

（5）归纳主诉，精神失常十余日。

（6）分析原因及症状表现，结合舌脉象，判断证候。

病因为与人争吵后，心情郁闷不得宣泄——→肝失条达疏泄

心神烦扰，夜不成寐，胃纳呆滞，大便燥结，舌苔黄腻，脉沉弦而实——→气郁日久，化火生痰，扰乱心神

综上，本案例为肝气郁结、痰火内扰的情志失常。

【实训小结】

临床上常见的异常情绪有抑郁、情绪高涨、焦虑、恐惧等类型。具体表现如下：

1. 抑郁 为不愉快的情绪体验，具体可表现为持续的情绪低落，心境苦闷，寡言少语，愁眉不展，或唉声叹气，善悲易哭，或兴趣缺乏，意志消沉，悲观绝望，自罪自责，甚至有自杀观念或行为等。抑郁的发生常与肝、心、脾、肾的功能失常或气血功能失调有

关，可结合躯体表现而判定为肝气郁结、肝郁脾虚、心脾两虚、脾肾阳虚等证候。

2. 情绪高涨　为与环境不相符的过分愉快、欢乐的病态喜悦，具体可表现为精力充沛，兴奋多语，讲话时语言高昂，眉飞色舞，喜笑颜开，表情丰富，易引起周围人的共鸣。情绪高涨多因痰火内扰，或心肾阴虚，虚火内动所致，询问时应结合躯体症状表现分清虚实。

3. 焦虑　病态焦虑是在缺乏明显客观因素或充分根据的情况下，经常担心可能发生和难以预料的某种危险或不幸事件而感到忧虑不安，紧张恐惧，以致出现坐卧不宁，怨天尤人，若大祸之将临，惶惶不可终日。有时表现为一种突然发生的极端焦虑状态，可伴有心悸胸闷，胸前压迫感，窒息感等。询问焦虑情绪时应结合躯体症状，如有无寒热表现，饮食、睡眠情况，并结合舌、脉象进行辨证，常见于心胆气虚、心脾两虚、阴虚内热及胆郁痰扰等证。

4. 恐惧　指对某种客观刺激产生的一种不合理的恐惧反应，具体表现为紧张、害怕，并伴有心悸、气促、汗出、颤抖、面色改变等，可能会对某种物体、处境或社交场合产生恐怖，因而常主动采取回避措施。询问时，应结合具体躯体表现而辨证，如胆怯忧郁，遇事善恐，伴胸胁空痛不适，气短乏力者，多属肝胆气虚；善思多虑，遇事易恐，伴心悸健忘，自汗气短，失眠多梦，纳呆乏力，舌淡，苔薄白，脉细弱者，属于心脾两虚；性情急躁，善惊易恐，伴眩晕耳鸣，胸胁满闷，失眠多梦，口干口苦，舌苔黄腻，脉弦滑者，多属胆郁痰扰。

【思考与练习】

有情绪异常表现时，如何结合躯体症状来辨证？

第七节　问睡眠

【实训内容】

1. 问睡眠的方法及内容。
2. 问睡眠时的常用语言及过程。

【实训要求】

掌握睡眠异常的具体表现及询问时的基本方法、内容及注意事项。

【重点难点】

如何根据睡眠异常表现及其伴随症状进行辨证。

【实训操作】

一、操作要点

睡眠异常表现有失眠和嗜睡两种类型。

问失眠时，应注意询问入睡的难易、是否易醒、睡眠时间的长短、有无多梦等情况，并询问其他兼症，以便了解机体阴阳气血的盛衰、心肝脾肾等脏腑功能的正常与否。询问失眠的情况时，应注意不能单以睡眠时间的长短判断是否失眠，因正常人所需要睡眠时间的长短因人而异，且与年龄大小相关。睡眠时间足够，但睡眠不深，轻微响动即能醒来，虽能再次入睡，也应考虑失眠问题。

问嗜睡时，应注意嗜睡是在有夜间正常睡眠的情况下，白天仍然睡意浓厚，若夜间没有正常睡眠，白天犯困，不属于嗜睡表现。还应注意区分嗜睡与昏睡的区别，若呼之能醒，神识清，言语问答正常者为嗜睡；呼之不醒，神识不清，语言无序或不能应答者为昏睡或昏迷。

二、操作步骤

（一）课前准备

由带教老师提前给出 2~3 个与睡眠异常相关的病例或者由学生自选病例，也可由教师指定某个主题（如失眠）。

（二）问诊的学生模拟训练

选择 2 至多名志愿者，针对睡眠异常症状的病例或某个主题，每组学生提前完成模拟问诊过程的脚本，上课时分别扮演医生及患者角色，完成问诊情景模拟对话，并总结问诊过程，提炼分析结果。

（三）教师评定

由带教老师对学生问诊角色模拟扮演过程中所使用的语言、方法及内容进行分析，具体分析内容参见"问寒热"部分的"教师评定"。

三、问诊过程模拟演示（以失眠为例）

医生：您哪里不舒服？
患者：睡不好觉。
医生：多长时间了？
患者：三四个月了。
医生：具体表现是什么？
患者：躺在床上很长时间才能睡着，还很容易醒。
医生：醒后还能接着睡吗？
患者：不容易再入睡。
医生：每天能睡多长时间？
患者：三四个小时吧。
医生：做梦吗？

患者：经常做梦。

医生：白天觉得精力怎么样？

患者：总觉得无精打采的，没力气，头昏昏沉沉，也常常觉得心慌，冒虚汗。

医生：饮食和大小便怎样？

患者：吃饭不好，不想吃，大便不太好，有的时候大便稀，每天 2 次。

医生：让我看看舌头，摸摸脉（舌淡，苔薄白，脉沉细）。

四、案例训练

案例 1 丁某，女，38 岁，干部。3 个月前生产一子，当时产程较长，出血较多，产后出现失眠多梦，入睡困难，常辗转一两个小时后才能入睡，且睡后易醒，难以再入睡，严重时甚至彻夜难眠，自觉头晕心悸，白日精力较差，常感疲乏无力，汗多易惊，大便干燥，舌淡，苔薄，脉细。

［问诊要点及思辨过程］

（1）询问主症及特征，失眠，表现为入睡困难，睡后易醒，甚至彻夜难眠。

（2）询问及诊察相关兼症，头晕心悸，疲乏无力，汗多易惊，大便干燥。

（3）询问原因，产子，耗伤气血。

（4）观察舌脉象，舌淡苔薄，脉细。

（5）归纳主诉，失眠 3 个月，伴头晕乏力。

（6）分析病因、主症及伴随症状，结合舌脉象，判断证候。

产子时产程较长，出血较多——→气血耗伤

失眠，头晕心悸，疲乏无力，汗多易惊，大便干燥，舌淡苔薄，脉细——→血虚不能养神而失眠，易惊兼有气虚，故疲乏无力、汗多

综上，本案例为心血虚证的失眠，兼有心气虚。

［症状鉴别］失眠的病机有虚实之分，要注意兼症的询问。一般虚证多见心血虚，心阴虚，心脾两虚，心肾不交证；实证多见胆郁痰扰，宿食内停等。具体鉴别见表 3 - 20。

表 3 - 20 失眠的临床意义鉴别表

失眠表现及主要伴随症状	临床意义
心悸失眠，伴健忘，面色淡白，舌淡苔白	心血虚
心悸失眠，伴心烦，手足心热，舌红少苔	心阴虚
心悸难寐，睡后易醒，伴有食少便溏，神疲乏力，眩晕	心脾两虚
心烦不寐，伴有腰膝酸软，五心烦热，潮热盗汗	心肾不交
惊悸易醒，不易安卧，伴有眩晕耳鸣，口苦欲呕，胸胁满闷	胆郁痰扰
夜卧不安，伴有胃脘胀痛，腹胀嗳气，嗳腐吞酸，厌食	食滞胃脘

案例 2 孟某，男，42 岁。1 年前开始，无明显原因自觉精神委顿，四肢倦怠乏力，眼睑虚浮，嗜睡，常于坐车、看电视或开会等静坐时呼呼入睡，呼之能醒，醒后又睡，食欲不振，大便溏薄。平素畏寒而不怕热，夏季亦很少出汗。查其体型矮胖。苔白

腻，脉沉迟。

　　［问诊要点及思辨过程］

　　（1）询问主症及特征，嗜睡，静坐时常常入睡，呼之能醒，醒后又睡。

　　（2）询问及诊察相关兼症，精神委顿，四肢倦怠乏力，食欲不振，大便溏薄，畏寒，眼睑虚浮。

　　（3）观察舌脉象，苔白腻，脉沉迟。

　　（4）结合其他望诊所见，患者体型矮胖。

　　（5）归纳主诉，嗜睡1年，伴神疲乏力，食欲不振。

　　（6）分析主症及伴随症状，诊法合参，判断证候。

　　嗜睡，精神委顿，四肢倦怠乏力，食欲不振，大便溏薄，畏寒——脾胃阳虚

　　苔白腻，眼睑虚浮，体型矮胖——痰湿阻滞

　　综上，本案例为脾胃阳虚兼有痰湿阻滞的嗜睡。

　　［症状鉴别］嗜睡问诊时，注意根据兼症表现辨识其病机，该病多因痰湿困脾，清阳不升或中气不足，脾失健运所致。具体鉴别见表3-21。

表3-21　嗜睡的临床意义鉴别表

嗜睡表现及主要伴随症状	临床意义
困倦嗜睡，伴头目昏沉，胸闷脘痞，肢体困重者	痰湿困脾，清阳不升
饭后嗜睡，兼神疲倦怠，食少纳呆者	中气不足，脾失健运

【实训小结】

　　睡眠紊乱包括失眠和嗜睡。失眠表现为经常不易入睡，或睡而易醒不能再睡，或睡而不酣时易惊醒，甚至彻夜不眠。嗜睡表现为神疲困倦，睡意很浓，经常不自主入睡。睡眠异常的总体病机与心肾功能失常、卫气循行失常、气血阴阳失调密切相关。问睡眠时应注意询问入睡的难易、睡眠时间的长短、是否易醒、是否做梦等情况及其他兼症。

【思考与练习】

　　如何鉴别嗜睡、但欲寐及昏睡？

第八节　问饮食

【实训内容】

　　1. 饮食异常的表现。

　　2. 问饮食的方法及内容。

　　3. 问饮食时的常用语言及过程。

【实训要求】

掌握饮食异常的具体表现及询问时的基本方法、内容及注意事项。

【重点难点】

如何根据饮食异常的表现及伴随症状分辨饮食异常的病机。

【实训操作】

一、操作要点

问饮食包括问口渴与饮水情况、食欲与食量、口味三个方面。饮食口味的异常与脾胃、肝胆、大小肠等脏腑的功能活动密切相关，且是疾病轻重及预后的判定依据之一，因此，问饮食有重要意义，是临床问诊中常涉及的内容。

询问食欲及食量时应注意对进食的欲求、进食量的多少，但应兼顾到性别、年龄及从事工作的类别等情况。

询问口渴与饮水时应注意问及是否口渴及口渴程度，欲饮与否，饮水多少及兼症，据此可判定体内津液的盛衰、输布情况及病性的寒热虚实。但应注意一些疾病可见口渴表现，如消渴病，可通过兼症进行判定。剧烈吐下，出汗过多，或大量利尿后，也可造成大渴引饮，询问时也应注意。

口味异常有淡、酸、苦、甜、咸、涩、黏腻的不同。具体询问口味情况时，应结合兼症表现进行辨证。

二、操作步骤

（一）课前准备

由带教老师提前给出 2~3 个与饮食异常症状相关的病例或者由学生自选病例，也可由教师指定某个主题（如食欲不振）。

（二）问诊的学生模拟训练

选择 2 至多名志愿者，针对饮食异常相关症状的病例或某个主题，每组学生提前完成模拟问诊过程的脚本，上课时分别扮演医生及患者角色，完成问诊情景模拟对话，并总结问诊过程，提炼分析结果。

（三）教师评定

由带教老师对学生问诊角色模拟扮演过程中所使用的语言、方法及内容进行分析，具体分析内容参见"问寒热"部分的"教师评定"。

三、问诊过程模拟演示（以食欲不振为例）

医生：您觉得哪里不舒服？

患者：没食欲，每次吃得很少，把吃饭当完成任务一样，人也没精神，不会得什么大病吧？

医生：您先别紧张，这种情况有多长时间了？

患者：大概快 1 个月了。

医生：怎么引起来的？

患者：不知道是不是跟工作累有关，2 个月前正好赶上有个项目要开工建设，我负责设计环节，每天加夜班，白天吃饭也不规律。

医生：平时吃饭怎么样？

患者：还可以，但有时吃点儿凉东西容易拉肚子。

医生：您还有什么不舒服的感觉？

患者：最近总觉得嘴里味淡，想吃点儿有味道的东西。

医生：大便怎样？

患者：有点儿稀，不成形，每天解 1～2 次。

医生：伸出舌头来我看看（舌质淡，苔白）。让我摸摸您的脉（脉沉细）。

四、案例训练

案例 殷某，女，22 岁。患者于 8 个月前突发胃脘胀痛，在当地医院诊断为"胃扭转"，经中医药治疗后，病势无明显缓解，遂来就诊。8 个月来不思纳食，每日仅能进食 3 两左右，脘腹胀满，胃痛阵作，好发于清晨及午后，食后更甚，伴有呕吐泛酸，体重减轻 10 余斤，大便秘结，2～3 日一行。诊察见精神委顿，形体消瘦，面色㿠白，四肢不温，舌苔薄白，脉象弦细。患者于 5 年前患十二指肠球部溃疡，经中西医治疗已无明显症状。（根据刘志明医案改编）

［问诊要点及思辨过程］

（1）询问主症及特点，不思饮食，脘腹胀痛，好发于清晨及午后，食后更甚。

（2）询问及诊察相关兼症，呕吐泛酸，精神委顿，形体消瘦，面色㿠白，四肢不温，大便秘结。

（3）观察舌脉象，舌苔薄白，脉象弦细。

（4）归纳主诉，不思饮食，脘腹胀痛，伴神疲体瘦 8 个月。

（5）分析病因、主症及伴随症状，诊法合参，判断证候。

不思饮食，脘腹胀痛，好发于清晨及午后，食后更甚，呕吐泛酸，精神委顿，形体消瘦，面色㿠白，四肢不温——脾胃虚寒

大便秘结，脉象弦——内有实邪

综上，本案例辨证为脾胃阳虚兼有燥屎内结。

［症状鉴别］食欲与食量异常常反映脾胃功能的异常，亦是肝疏泄失常，大肠传导

失司的反映。问诊时应结合兼症进行寒热虚实的辨识。具体见表 3 - 22。

表 3 - 22　食欲与食量异常的临床意义鉴别表

主症表现及主要伴随症状	临床意义
食欲减退，兼神疲乏力，腹胀便溏，舌淡脉虚	多属脾胃气虚
厌食，兼脘腹胀满，嗳气酸腐	多属食滞胃脘
纳少厌油腻，兼胁肋胀痛，身目发黄，身热不扬	多属肝胆湿热
消谷善饥，兼心烦口渴，口臭便秘	多属胃火亢盛
饥不欲食，兼胃中嘈杂灼热，舌苔少或有剥脱	多属胃阴不足

【实训小结】

1. 食欲与食量　常见异常表现包括食欲减退、厌食、消谷善饥、饥不欲食、偏嗜食物或异物等，询问时应结合兼症进行寒热虚实的辨证。

2. 口渴与不渴　反映出机体津液的盈亏及津液输布的情况。如口不干渴，亦不欲饮水，则提示机体津液未伤，多见于寒证、湿证；若口渴而欲饮水，是体内津液损伤的表现，多见于燥证、热证，再根据兼症具体判定，如口渴不甚兼发热，咽喉肿痛者，多见于外感温热病初期；若口大渴喜冷饮，兼壮热面赤，烦躁多汗者，多属里实热证；若口干渴，欲饮水，但饮水不多，称之为渴不多饮，在临床上是比较重要的表现，不应忽视，常见于阴虚、湿热、痰饮内停、瘀血阻滞、温病营分证等。询问时根据兼症表现加以鉴别。

3. 口味　不同口味代表不同的病机。如口淡多见于脾胃气虚；口酸多见于肝胃不和及饮食停滞之证；口苦多见于肝胆火旺之证或由心火上炎所致；口甜多见于脾胃湿热或脾虚之证；口咸多与肾虚及寒水上泛有关；口涩多因燥热伤津，或脏腑阳热偏盛所致；口黏腻多因湿热所致。

【思考与练习】

如何理解口渴不欲饮，询问时怎样根据症状辨别其具体病机？

第九节　问二便

【实训内容】

1. 二便异常的表现。
2. 问二便的方法及内容。
3. 问二便异常时的常用语言及问诊过程。

【实训要求】

掌握二便异常的具体表现及询问时的基本方法、内容及注意事项。

【重点难点】

如何根据二便的异常表现判定脏腑功能的失常。

【实训操作】

一、操作要点

大便的排泄与胃的腐熟、脾的运化、肝的疏泄、肾阳的温煦、肺气的肃降、小肠的泌别清浊、大肠的传化糟粕等有密切关系。小便的排泄与肾的气化、脾的运化转输、肺的肃降、大肠的主津功能、膀胱的气化密不可分。因此，问二便是临床诊病过程中不可缺少的问诊内容。

询问大便时一般问及一天大便的次数或几日一次大便，大便质地的艰软，大便中是否有不消化食物或脓血，排便时是否有腹痛，食欲情况如何及其他兼症，从而分辨大便异常的病机。询问小便时结合小便颜色、尿量、质地、排尿时的异常感觉表现、夜尿情况及兼症综合判定其病机。应注意小便次数和量的多少常受气温、饮水、出汗、年龄等多种因素的影响，若小便量少，但排尿时通畅，无不适感，可能为生理性，应注意鉴别。

二、操作步骤

（一）课前准备

由带教老师提前给出 2 ~ 3 个与二便异常症状相关的病例或者由学生自选病例，也可由教师指定某个主题（如大便不爽）。

（二）问诊的学生模拟训练

选择 2 至多名志愿者，针对二便异常症状的病例或某个主题，每组学生提前完成模拟问诊过程的脚本，上课时分别扮演医生及患者角色，完成问诊情景模拟对话，并总结问诊过程，提炼分析结果。

（三）教师评定

由带教老师对学生问诊角色模拟扮演过程中所使用的语言、方法及内容进行分析，具体分析内容参见"问寒热"部分的"教师评定"。

三、问诊过程模拟演示（以大便不爽及脓血便为例）

医生：您哪里不舒服？

患者：最近腹泻，大便黏，有一点儿脓血。

医生：有多长时间了？

患者：我患溃疡性结肠炎 5 年了，当时住院治疗，好转后出院，平时常吃西药或中药，有时也灌肠，时好时坏，这次症状加重有 1 周了。

医生：这次发作有什么诱因吗？

患者：1 周前跟家里人生气。

医生：每天大便几次？

患者：一般 3 ~ 4 次。

医生：还有什么不舒服吗？

患者：两胁肋部胀，腹胀，有时觉得手心热。

医生：食欲好吗？

患者：平时还可以，这段时间，有 2 周左右吧，不太想吃东西。

医生：伸出舌头来我看看（舌质淡红，裂纹舌）。让我摸摸您的脉（脉弦细）。

四、案例训练

案例 1　赵某，女，23 岁。10 年前开始出现大便溏泄，时发时止，曾服用过多种中药及西药，病情时好时坏。2 个月前入冬开始出现腹泻次数增多，大便不成形，白天常 2 ~ 3 次，晚上 1 ~ 2 次，便前肠鸣腹痛，矢气频作，腹部窘迫难忍，便后觉舒，伴有多汗，手心热，口干欲饮，食少，腰膝酸软，畏寒肢冷，下肢沉重。已经闭经半年。舌质淡，苔白滑腻，脉沉细。（根据秦伯未医案改编）

［问诊要点及思辨过程］

（1）询问主症及特征，大便溏泄，白昼及夜间均发，便前肠鸣腹痛，矢气频作，腹部窘迫难忍，便后觉舒。

（2）询问及诊察相关兼症多汗，手心热，口干欲饮，食少，腰膝酸软，畏寒肢冷，下肢沉重，闭经。

（3）观察舌脉象，舌质淡，苔白滑腻，脉沉细。

（4）归纳主诉，大便溏泄 10 年，加重伴畏寒肢冷 2 个月。

（5）分析病因、主症及伴随症状，诊法合参，判断证候。

便溏，食少，腰膝酸软，畏寒肢冷——→脾肾阳虚

下肢沉重，苔白滑腻——→寒湿内盛

便前肠鸣腹痛，矢气频作，腹部窘迫难忍，便后觉舒——→寒湿阻滞气机，气机不畅

手心热，口干欲饮——→久泻伤阴

综上，本案例辨证为脾肾阳虚兼寒湿、阴虚的泄泻。

［症状鉴别］便秘和腹泻是常见的大便异常表现，询问时应注意其特征及兼症表现，根据不同表现判定病机。具体见表 3 - 23。

表 3 -23　大便质地及便次异常的临床意义鉴别表

类型	主症表现及主要伴随症状	临床意义
便秘	大便干结，伴面红身热，尿黄口干，舌红苔黄，脉滑数	多属热结胃肠
	大便秘结，腹胀痛，胸胁痞满，嗳气	多属气滞
	便干伴面色无华，头晕目眩，心悸，舌淡脉细	多属血虚
	大便并不干硬，但临厕努挣乏力，伴神疲气怯，舌淡脉虚	多属中气不足
	大便艰涩，排出困难，伴面白畏寒，四肢不温，腹中冷痛，舌淡，脉沉迟	多属阳虚寒凝
便溏或泄泻	泄泻暴作，伴大便色黄黏滞，腹痛急迫，泻下不爽，肛门灼热	多属湿热蕴结
	大便溏结不调，腹痛作泻，泻后痛减，伴情绪抑郁，脉弦	多属肝郁乘脾
	便溏，伴食欲不振，腹胀，神疲乏力	多属脾虚
	黎明前腹痛作泻，泻后痛减，大便中夹有大量未消化食物，伴形寒肢冷，腰膝酸软	多属肾阳虚弱

　　注意：询问时对大便秘结的理解，不仅指粪便干燥坚硬，排出困难，排便次数减少，甚则多日不便，还指大便虽不干燥，但因排便无力而便难。若粪便中夹杂脓血，伴有腹痛、腹泻、里急后重等症状，为痢疾。

　　案例 2　张某，男，64 岁。患者四十年来小便淋沥不畅，点滴不尽，无论便所环境优劣及小便缓急情况，每次小便必中止间断二三十次方可解尽。近三年来病情加重，淋沥间断次数增加至四十余次，夜尿频繁，伴有阳痿。经当地某医院检查，确诊为"慢性前列腺炎"，长期西医治疗，效果不明显，建议手术，患者拟保守治疗，遂来就诊。刻下见病情大致如前，小便淋沥不尽，每次小便必间断四十余次，夜尿三四次，色稍黄，无灼热及疼痛，腰酸阳痿，口渴欲饮，饮食及大便尚可，睡眠稍差。舌偏红，有瘀斑，苔薄白，中心稍黄腻，脉沉弦细。（摘编自方药中医案）

　　[问诊要点及思辨过程]

　　（1）询问主症及特征，小便淋沥不尽，夜尿频多。

　　（2）询问及诊察相关兼症，尿色稍黄，腰酸阳痿，口渴欲饮，睡眠稍差。

　　（3）观察舌脉象，舌偏红，有瘀斑，苔薄白，中心稍黄腻，脉沉弦细。

　　（4）归纳主诉，小便淋沥不尽 40 余年，加重伴夜尿频多 3 年。

　　（5）分析病因、主症及伴随症状，诊法合参，判断证候。

　　小便淋沥不尽，夜尿频多，腰酸，阳痿──→病位在肾

　　口渴欲饮，小便色黄，舌红，有瘀斑，苔中心稍黄腻──→阴虚兼血瘀、湿热

　　综上，本案例辨证为肾阳虚兼阴虚、血瘀、湿热。

　　[症状鉴别] 小便异常有多种表现，询问时结合兼症判定其临床意义。具体见表 3 -24。

表 3 – 24 小便异常的临床意义鉴别表

主症表现及主要伴随症状	临床意义
小便清长量多，夜间尤甚，畏寒喜暖	多属肾阳不足
尿少色黄，伴发热、口渴	多属热盛伤津
小便排出困难，甚则点滴而出，伴浮肿，腰膝冷痛	多属肾阳不足，气化无力
小便排除不畅，色黄赤混浊，排尿时伴灼热感	多属湿热蕴结膀胱
小便涩痛，伴有尿频、尿急，或有尿血，或尿中带有沙石，或尿中如含膏脂	淋证
清醒时，不能控制小便而致失禁	多因肾气不足，下元不固，或下焦虚寒，膀胱失于温煦，不能制约水液

【实训小结】

1. 大便的异常表现 常见的异常表现有便次异常、便质异常、排便感异常。便次异常有大便秘结和腹泻之分；便质异常有大便干结、溏结不调、完谷不化、便脓血等不同；排便感异常有肛门灼热、里急后重、排便不爽、大便失禁、肛门气坠等表现。

2. 小便的异常表现 常见的异常表现为尿量、尿次、小便质地和排尿感的异常。尿量异常有尿量增多及减少；尿次异常表现为小便频数或癃闭；小便质地分为小便清长、小便短黄、尿血、尿中有沙石、尿如膏脂等；排尿感异常有小便涩痛、余沥不尽、小便失禁及遗尿等。

【思考与练习】

腹泻的常见病机是什么？

第十节 问男女的一些特异症状

【实训内容】

与男女性别相关的异常症状的表现及询问时的方法。

【实训要求】

掌握男女特殊异常症状的具体表现，尤其是妇女月经异常的表现特点及询问时的基本方法、内容、注意事项。

【重点难点】

如何根据月经的异常表现判定其病机。

【实训操作】

一、操作要点

男子在生理上有阴茎勃起、排泄精液等特点，所以对男子还应注意询问有无阴茎勃起及排泄精液等方面的异常情况。男子出现阳强、阳痿、不射精、遗精、早泄等异常表现，是患了男科的常见疾病，也是全身性病理变化的反映，因此，在询问时应根据其主症特征，以及其他症状表现，如情绪状况、寒热表现、乏力与否、有无腰膝酸痛、饮食二便情况，结合面色、舌脉表现等判定其病机。

妇女有月经、带下、妊娠、产育等方面的生理、病理改变，所以对妇女还应注意询问上述诸方面的情况。询问月经时，应根据月经周期情况、经期长短、经量经色、有无血块、有无崩漏、有无闭经、是否伴有痛经及其他全身表现来判定病机。

二、操作步骤

（一）课前准备

由带教老师提前给出 2~3 个与男女特殊症状相关的病例或者由学生自选病例，也可由教师指定某个主题（如月经先期）。

（二）问诊的学生模拟训练

选择 2 至多名志愿者，针对男女特殊症状相关的病例或某个主题，每组学生提前完成模拟问诊过程的脚本，上课时分别扮演医生及患者角色，完成问诊情景模拟对话，并总结问诊过程，提炼分析结果。

（三）教师评定

由带教老师对学生问诊角色模拟扮演过程中所使用的语言、方法及内容进行分析，具体分析内容参见"问寒热"部分的"教师评定"。

三、问诊过程模拟演示（以月经先期为例）

医生：您哪里不舒服？
患者：月经不正常，常提前。
医生：有多长时间了？
患者：快半年了。
医生：以前月经规律吗？
患者：挺规律的。
医生：现在每次月经提前多长时间？
患者：七八天左右，有时可以提前十天。

医生：每次经期有几天？

患者：四五天。

医生：月经量与以前比有变化吗？

患者：比以前要少一些。

医生：颜色是什么样的？

患者：比较淡。

医生：有血块吗？

患者：没有。

医生：来月经时有没有腹痛或其他不舒服的感觉？

患者：没有明显的感觉。

医生：来月经前有不适表现吗？

患者：有时感觉比较累。

医生：吃饭、睡眠怎么样？

患者：饭量一直一般，食欲不好，常不想吃饭，睡觉也不太好，有时候入睡挺困难的。

医生：让我看看舌头（舌淡，苔薄白）。让我摸摸脉（脉虚）。

四、案例训练

案例1　孙某，男，24 岁。新婚 3 个月。患者述半年来嗜睡严重，工作中即可入睡。婚后 1 个月即患阳痿，夫妻关系恶化，2 个月来苦闷异常，曾购服补药，未见好转，每晚饮酒解愁。诊察见患者体型较胖，面色光亮且红。舌质红，苔垢腻且根部厚，脉濡数，沉取弦数且急。（摘录自赵绍琴医案）

［问诊要点及思辨过程］

（1）询问主症，阳痿。

（2）询问及诊察相关兼症，嗜睡严重，体型较胖，面色光亮且红。

（3）观察舌脉象，舌质红，苔垢腻且根部厚，脉濡数，沉取弦数且急。

（4）归纳主诉，阳痿 2 个月，伴嗜睡。

（5）分析病因、主症及伴随症状，诊法合参，判断证候。

阳痿，伴嗜睡严重，体型较胖，面色光亮且红，舌质红，苔垢腻且根部厚，脉濡数，沉取弦数且急，又有饮酒史——→病性属实，为湿热蕴结

案例2　张某，女，27 岁，农民。患者于 3 个月前上环后出现月经提前，20 天左右 1 次，经量多，血色深红，伴心烦，口苦，口渴不多饮，夜间身热，腰痛，白带少，小便短黄，既往月经正常。诊察见面色红，舌色深红，苔薄黄，脉细数有力。

［问诊要点及思辨过程］

（1）询问主症，月经提前，量多色红。

（2）询问及诊察相关兼症，心烦，口苦，口渴不多饮，夜间身热，腰痛，白带少，小便短黄，面色红。

（3）观察舌脉象，舌色深红，苔薄黄，脉细数有力。

（4）归纳主诉，月经提前，量多色红3个月。

（5）分析病因、主症及伴随症状，诊法合参，判断证候。

月经提前，量多色红，心烦，口苦，口渴不多饮，夜间身热，腰痛，白带少，小便短黄，面色红，舌色深红，苔薄黄，脉细数有力——→血热证

【实训小结】

1. 男子的特殊症状　男子的阳痿、阳强、遗精、早泄为男性专科症状，均有虚实之分。一般而言，阳痿因房劳过度、思虑劳心而致者，多属命门火衰、心脾两虚之证；因情志不遂、实邪阻滞宗筋而致者，多属肝郁气结、湿热下注、瘀血阻络之证。阳强实证，多因肝火内扰所致；虚证，多因肝肾阴虚，命火妄动所致。遗精虚证可因肾气不固、心肾不交、心脾两虚所致；实证可因湿热下注所致。早泄多因肾气不固、肾阳不足及肝肾阴虚、相火妄动等所致。

2. 妇女月经异常　月经的异常包括月经先期、月经后期、月经先后不定期、月经过多、崩漏、月经过少、闭经、经色及经质异常、痛经等。一般而言，经量多，或经期提前，多属于气虚、血热、阴虚火旺、瘀血；闭经，量少，或经期延后，或痛经，多属精血亏虚、气血不足、气滞或寒凝血瘀；月经先后不定期，多属肝郁气滞、冲任失调。问带下时，应注意询问量、色、质、味的异常改变。带下量多一般与湿盛相关，询问时根据色白、色黄或色赤，以及气味是否臭秽辨别寒热。若中老年妇女出现带下颜色赤黄略褐，淋漓不断，伴气味臭秽异常，应进一步进行相关检查，以排除妇科恶性肿瘤。

【思考与练习】

月经异常有哪些具体表现，怎样根据症状表现辨识病机？

第四章　切诊临床技能实训

　　切诊包括脉诊与按诊。脉诊是指医生用手指切按患者的脉搏，根据脉动应指的形象，归纳出脉位、脉率、脉形、脉势等信息，以了解病情、辨别病证的诊察方法。按诊是指医生对患者的肌肤、手足、胸腹及其他有关部位进行触、摸、按、压等，感知患者肌肤温凉、局部软硬、有无包块、有无压痛等，以了解病情的一种诊察方法。

　　脉象的形成，不仅与心、脉、气、血有关，而且与全身其他脏腑功能活动息息相关。所以，脉象实际上是在整体脏腑功能活动相互协调作用下的一种综合反映。鉴于此，历代医家比较重视脉象的识别。中医学发展的不同阶段诊脉的部位有所不同，主要有遍诊法、三部诊法和寸口诊法。遍诊法出自《素问·三部九候论》，是诊头、手、足三部有关动脉的一种古老的诊脉方法。三部诊法出自张仲景《伤寒杂病论》，即诊人迎、寸口、趺阳三脉。寸口诊法始见于《内经》，详于《难经》，推广于晋代王叔和的《脉经》，即切按前臂腕后桡动脉表浅部位。因此处皮薄脉显，诊法简便，易于按切，故为后世医家普遍采用，也是目前最常用的诊脉部位。

　　按诊有触、摸、按、叩四种手法，其力度不同，诊察作用亦各异。临床上，各种手法常综合运用。

第一节　脉诊的部位及方法

【实训内容】

　　1. 诊脉的部位及方法。

　　2. 诊脉时的注意事项。

【实训要求】

　　1. 通过诊脉方法的训练，掌握寸口脉的部位及具体定关、布指、举、按、寻等方法。

　　2. 掌握诊脉时的注意事项。

　　3. 掌握对脉象造成影响的非疾病因素。

【重点难点】

对脉象造成影响的非疾病因素。

【实训操作】

一、操作要点

（一）诊脉部位及方法

寸口是现在通用的诊脉部位，寸口即前臂腕后桡动脉搏动的表浅部位。寸口脉分寸、关、尺三部，以掌后高骨（桡骨茎突）为标志，其内侧部位为关，关前（腕端）为寸，关后（肘侧）为尺，两手共六部脉。寸、关、尺三部的每部又分浮、中、沉三候，合称三部九候。

切脉时医生要指导患者摆放正确的体位，要使患者的寸口部充分伸展，使得局部气血通畅，便于切脉。

医生应保持呼吸均匀平静，把注意力集中于三指之下，全神贯注，用正确的切脉手法仔细体会患者的脉象特征。

（二）诊脉的注意事项

1. 被诊者的状态　清晨人体气血经脉受到的干扰因素最少，容易辨识脉象，故一般认为最好在清晨被诊者气血平静时进行诊脉。但对门诊、急诊的患者，可不拘泥于清晨，应在被诊者安静状态下进行，诊脉之前，可先让被诊者休息片刻。

2. 诊脉的环境　诊脉应当有安静的环境，以避免外界环境影响被诊者的情绪而引起脉搏波动。

3. 每次诊脉的时长　每次诊脉的时间，以不少于 1 分钟为宜。时间过短，不能精确诊察脉象，甚至容易漏诊促、结、代脉等。

4. 排除影响脉象变化的非疾病因素

二、操作步骤

（一）教师示范

由教师选择学生志愿者，教师为诊脉者，学生为被诊者，示范完成以下操作过程。

1. 诊脉前的准备

（1）对诊脉者的要求：诊脉者要保持呼吸均匀平静，全神贯注切脉。

（2）对被诊者的要求：被诊者保持平静，以使气血调和。

被诊者坐于医生的右侧（亦可取半卧位），左侧前臂向前自然平伸，手臂放平，与心脏近于同一水平面，直腕并放松，手心向上，手指略弯曲，腕关节放在脉枕上，注意使寸口部充分伸展。切左侧脉后，右侧前臂以同样姿势摆放以便诊脉者切右侧脉，或者先切右侧脉再切左侧脉。

2. 诊脉的步骤

（1）诊脉者的指法：诊脉者手指指端平齐，三指略呈弓形，用指尖与指腹交界处的指目部位触按脉体，并根据需要适当调节指力。

（2）寸口定位：由诊脉者确定被诊者的寸口部位，应定位为手掌腕横纹下，桡侧动脉搏动处。

（3）寸、关、尺定位：以掌后高骨为标志，其内侧部位为关，关前为寸，关后为尺。诊脉者用中指定关位，再用食指在关前定寸位，用无名指按关后定尺位。

（4）布指：诊脉者根据自己手指的粗细和被诊者的身材进行布指，诊脉者手指较细，被诊者身高臂长，则布指宜疏，反之宜密。

（5）运指：诊脉者运用指力的轻重体察脉象。先轻按在皮肤上（浮取），再用指重按至筋骨间（沉取），以体会脉位的浮沉。然后用不轻不重的指力，或亦轻亦重的指力，左右前后推寻，寻找最明显的脉动特征，仔细体会脉之快慢、长短、宽窄，以及脉之有力无力、流利与否、紧缓程度、均匀度等。

（6）总按：诊脉者三指平布，用大小相等的指力，寸、关、尺三部同时切按，从总体上辨别三部和左右两手脉象的整体特征及变化。

（7）单按：用一个手指单按其中的一部脉，以重点体会寸、关、尺各部脉象的变化特征，常与总按配合运用。寸、关、尺不同部位分候不同的脏腑，古代文献中记载有几种不同的分候方法，目前临床上常用的划分法为左侧寸、关、尺分候心、肝（胆）、肾，右侧寸、关、尺分候肺、脾（胃）、肾。单按时，注意体会不同部位的脉象特征，以诊察五脏六腑之气。

（二）学生练习

1. 由学生自愿组合，两人为一组，互相扮演诊脉者和被诊者，分别完成上述诊脉前准备和诊脉步骤。

2. 学生熟悉上述步骤之后，抽选三组学生，分别示范诊脉方法，由其他学生对被抽选的三组学生的示范过程进行评价，最后由教师总结评定。

3. 让学生认识引起脉象变化的一些非疾病因素。如从学生中挑选出体型高大及体型瘦小之人，体胖与体瘦之人，感受体格不同对脉象的影响。挑选形体适中的一名男生和一名女生，让学生感受不同性别人的脉象特征。

【实训小结】

脉象诊察中，一些非疾病因素常常对脉象造成影响，实训教学中应通过老师的教学让学生掌握对脉象造成影响的非疾病因素，具体内容如下：

1. 季节的影响 一般认为，四季各有应时之脉，如春季脉稍弦，夏季脉稍洪，秋季脉稍浮，冬季脉稍沉。

2. 昼夜的影响　一日之中脉象会随着平旦、日出、日西、夜半的阴阳消长而发生变化。总趋势为白昼脉象偏浮而有力，夜间脉象偏沉而细缓。

3. 地理环境的影响　地域环境对脉象有一定的影响。如南方丘陵地带，气候温热、空气湿润，故人体肌腠疏松，脉多软而略数；北方高原地区，空气干燥，气候偏寒，故人体肌腠致密，脉多沉实。

4. 性别的影响　男女体质不同，脉象亦有差异。一般女性脉象较男性脉象软弱而稍快，妊娠期常见脉滑数而冲和。

5. 年龄的影响　年龄越小则脉搏越快。三岁以内的小儿每分钟脉搏可达 120 次；五六岁的小儿每分钟脉搏可达 90～110 次。年青体壮之成人，脉象较大而有力，老年人脉象多偏弦。

6. 体格的影响　身材高大之人，脉的显现部位较长；矮小之人，脉的显现部位较短。瘦人皮下脂肪较薄而脉常浮；胖人皮下脂肪较厚而脉常沉。体格强壮之人脉多有力；体格瘦弱之人脉多细弱。运动员的脉多缓而有力。

7. 情绪的影响　一时的情绪波动亦可导致脉象的变化。如过喜则脉缓，过怒则脉弦急，惊则气乱而脉动等。当情绪恢复平静后，脉象也可恢复正常。

8. 劳逸的影响　剧烈运动或远行后，脉多急疾；入睡后，脉多迟缓。体力劳动者脉多有力；脑力劳动者脉多细弱。

9. 饮食的影响　饭后或酒后脉多滑数而有力；饥饿时脉沉缓而乏力。

10. 生理性变异脉象　少数人的脉因桡动脉解剖位置的变异而不见于寸口。若从尺部斜向手背，为斜飞脉；若脉出现于寸口的背侧，为反关脉。

【思考与练习】

影响脉象的常见非疾病因素有哪些？

第二节　常见脉象的特征

【实训内容】

常见脉象的特征。

【实训要求】

1. 通过对参加实训学生的脉象切按，以及用脉象模拟手进行脉象训练，掌握常见脉象的特征，明确不同脉象的脉象要素。
2. 比较相似脉象特征上的异同。
3. 掌握造成脉象变化的非疾病因素。

【重点难点】

1. 相似脉象特征的比较。

2. 造成脉象变化的非疾病因素。

【实训操作】

一、操作要点

每一种脉象都由不同的脉象要素构成，训练时为帮助学生对某一种脉象得以理解和掌握，带教老师要注意按照脉象要素对脉象特征进行训练。脉象要素大致可归纳为脉位、至数、长度、力度、宽度、流利度、紧张度、均匀度等八个方面。

二、操作步骤

（一）对脉位浮沉的体验

1. 在学生志愿者中，分别选择胖、瘦之人，带教老师从中选出比较明显的浮沉脉，由学生进行诊脉，仔细体会浮沉脉的脉象特征。分别用浮取、中取、沉取的方法体会浮脉与沉脉的脉象特征。

2. 通过脉象模拟手，分别用浮取、中取、沉取的方法体会浮脉和沉脉在脉位上的差别。

3. 通过上述训练，体会浮脉"轻取即得，重按稍减而不空"的特点，沉脉"轻取不应，重按始得"的特点。

（二）对脉率迟数的体验

1. 由教师计时，学生两两组合，互相切脉 1 分钟，计算 1 分钟脉搏搏动的次数，并进行记录。教师根据记录的脉搏次数，分别挑选出搏动较慢（每分钟低于60次）、适中（每分钟 60 ~ 90 次）、较快（每分钟 90 次以上）者，由学生分别感受不同脉率的脉搏特点。若在实习学生中找不到较快脉象者，可选择学生志愿者，做一定运动而使脉搏加快。

2. 通过上述训练，并借助脉象模拟手，体会迟脉"一息不足四至，脉来迟慢"，以及数脉"一息五至以上不满七至，脉来急速"的脉象特点。

3. 通过脉象模拟手，体会脉率慢于常脉及快于常脉的脉象特点。如体会缓脉小快于迟脉的特点（脉率每分钟 60 次左右），疾脉"一息七至以上，脉来急疾"，快于数脉的特点。

（三）对脉象长短的体验

由带教老师示范，学生两两自由组合后，互相切脉，或借助脉象模拟手，根据寸、关、尺的定位比较脉的长短，即脉动应指轴向范围的长短。若脉动超越寸、关、尺三部为长脉，脉动应指不及三部为短脉。

（四）对脉搏强弱的体验

1. 由学生两两组合，互相切脉 1 分钟，教师根据学生对脉搏搏动力量的体会，挑选出有力与无力脉，再让学生仔细体会脉的强弱。

2. 通过上述训练，并借助脉象模拟手，体会有力脉（实脉）"脉长而大，举按有力"，以及无力脉（虚脉）"举之无力，按之空虚"的脉象特点。

（五）对脉象宽度的体验

由学生两两组合，互相切脉 1 分钟，体会脉搏应指的径向范围大小，即手指感觉到脉道的粗细（不等于血管的粗细）。脉道宽大的为大脉，狭小的为细脉。教师根据学生对脉象宽细的体会，挑选出有大脉或细脉特征的学生，再让其他学生仔细体会脉的粗细。亦可借助脉象模拟手，体会大脉和细脉的脉象特点。

（六）对脉象滑涩的体验

1. 由学生两两组合，互相切脉 1 分钟，体会脉搏来势的流利畅通程度。教师根据学生对脉象的体会，挑选出有滑脉特征的学生，再让其他学生仔细体会滑脉"圆滑流利"的特点。

2. 通过上述训练，并借助脉象模拟手，体会脉的流利度。体会滑脉"往来流利，如盘走珠，应指圆滑"的特点，涩脉"往来艰涩，如轻刀刮竹"的特点。

（七）对脉象紧缓的体验

脉象的紧缓是指脉管的紧急或弛缓程度。可通过学生互相切脉体会的方法，或借助脉象模拟手，体会脉的紧张与弛缓。若"脉来如按琴弦，较强而硬"即是紧张度高的弦脉；若"脉来去怠缓，脉形弛纵"为紧张度不足的缓脉。紧脉的紧张度要高于弦脉。

（八）对脉象均匀度的体验

1. 可通过选择学生志愿者的方式或借助脉象模拟手，体会脉节律的规整或不规整（即出现间歇）。比较有间歇的脉象"促""结""代"三脉的特点。促脉："脉来急数，时见一止，止无定数"。结脉："脉来缓慢，时见一止，止无定数"。代脉："脉来一止，止有定数，良久方来"。即促脉和结脉为间歇不规律的脉，而促脉脉率快，结脉脉率慢。代脉为间歇有规律的脉。

2. 通过脉象模拟手体会脉搏力度不一致的脉象。如微脉，体会微脉"极细极软，似有似无，至数不明"的特点。

（九）对包含多种脉象要素之脉象的体验

通过脉象模拟手体会其他脉象，体会每个脉象的脉象要素特点，如濡脉具有浮、细、软三个特征，弱脉具有沉、细、软三个特征。

（十）比较某些特征相似的脉象

一些脉象的特征在某一方面相似，通过上述学习，对相似脉象进行比较，从而达到掌握脉象特征的目的。除了对上述内容中一些脉象的比较外，还应比较以下脉象。

1. 细脉、微脉、弱脉、濡脉四者均有脉形细小而软弱的特点。切脉时仔细体会细脉脉形虽小却应指明显，其重点在脉形细。微脉则极细极软，按之欲绝，若有若无，至数不齐，注意体会其形细、力弱、脉律不规整的特点。弱脉沉细而无力，体会其位沉、形细、力弱的特点。濡脉浮细而无力，体会其位浮、形细、力弱的特点。

2. 芤脉与革脉均有中空之象。但芤脉浮大而中空乏力，如按葱管，要体会该脉的位浮、形大而中空、脉管柔软的特点。革脉浮大搏指，弦急中空，如按鼓皮，要体会该脉的位浮、形大而中空、脉管较硬的特点。

【实训小结】

常见脉象的特征见表4-1。

表4-1 常见脉象的脉象特征汇总表

脉名	脉象特征
浮	轻取即得，重按稍减而不空
洪	脉体极大，如波涛汹涌，来盛去衰
濡	浮细而软
散	浮散无根，稍按则无，至数不齐
芤	浮大中空，如按葱管
革	浮而搏指，中空外坚，如按鼓皮
沉	轻取不应，重按始得
伏	重按推筋着骨始得，甚则伏而不见
牢	沉取实大弦长，坚牢不移
弱	极软而沉细
迟	一息不足四至，脉来迟慢
缓	一息四至，脉来怠缓
涩	细迟而短，往来艰涩，如轻刀刮竹
结	脉来缓慢，时有一止，止无定数
数	一息五至以上，不满七至，脉来急速
促	脉来急速，时有一止，止无定数
疾	一息七八至，脉来急疾
动	脉形如豆，厥厥动摇，滑数有力
虚	三部脉举之无力，按之空虚
微	极细极软，按之欲绝，若有若无

续表

脉名	脉象特征
细	脉细如线，但应指明显
代	脉来时止，止有定数，良久方来
短	首尾俱短，不能满部
实	三部脉举按均有力
滑	往来流利，如盘走珠，应指圆滑
紧	脉来绷急弹指，如牵绳转索
长	首尾端直，超过本位
弦	端直以长，如按琴弦

【思考与练习】

细、微、弱、濡四脉的脉象特征有何异同？

第三节　常见脉象的主病

【实训内容】

常见脉象的临床意义。

【实训要求】

通过对病案的学习及分析，掌握脉象的临床意义。

【重点难点】

如何结合其他诊法，判定脉象在具体病例中的临床意义。

【实训操作】

一、操作要点

不同脉象代表不同的临床意义，教师通过对案例的讲解，让学生掌握脉象的临床意义，并注意相兼脉象及生理因素对脉象的影响，还应注意脉象在疾病发展过程中的变化，以分析病情的变化。

二、操作步骤

（一）教师示范

由教师选择患者志愿者，教师为诊脉者，患者为被诊者，示范完成以下操作过程。

1. 诊脉前的准备

（1）对诊脉者的要求：诊脉者要保持呼吸均匀平静，全神贯注切脉。

（2）对被诊者的要求：被诊者保持平静，以使气血调和。

被诊者坐于医生的右侧（亦可取半卧位），左侧前臂向前自然平伸，手臂放平，与心脏近于同一水平面，直腕并放松，手心向上，手指略弯曲，腕关节放在脉枕上，注意使寸口部充分伸展。切左侧脉后，右侧前臂以同样姿势摆放以便诊脉者切右侧脉，或者先切右侧脉再切左侧脉。

2. 诊脉的步骤

（1）诊脉者的指法：诊脉者手指指端平齐，三指略呈弓形，用指尖与指腹交界处的指目部位触按脉体，并根据需要适当调节指力。

（2）寸口定位：由诊脉者确定被诊者的寸口部位，应定位为手掌腕横纹下，桡侧动脉搏动处。

（3）寸、关、尺定位：以掌后高骨（桡骨茎突）为标志，其内侧部位为关，关前（腕端）为寸，关后为尺。诊脉者用中指定关位，再用食指在关前（腕侧）定寸位，用无名指按关后（肘侧）定尺位。

（4）布指：诊脉者根据自己手指的粗细和被诊者的身材进行布指，诊脉者手指较细者，被诊者身高臂长，则布指宜疏，反之宜密。

（5）运指：诊脉者运用指力的轻重体察脉象。先用指轻按在皮肤上（浮取），再用指重按至筋骨间（沉取），以体会脉位的浮沉。再用不轻不重的指力，或亦轻亦重，左右前后推寻，寻找最明显的脉动特征，仔细体会脉之快慢、长短、宽窄、有力与否、流利与否、紧缓程度、均匀度等。

（6）总按：诊脉者三指平布，用大小相等的指力，寸关尺三部同时切按。从总体上辨别三部和左右两手脉象的整体特征及变化。

（7）单按：分别用一个手指单按其中的一部脉，以重点体会寸、关、尺各部脉象的变化特征，常与总按配合运用。因寸、关、尺不同部位分候不同的脏腑，古代文献中记载有几种不同的分候方法。目前临床上常用的划分法为左侧寸、关、尺分候心、肝（胆）、肾；右侧寸、关、尺分候肺、脾（胃）、肾。单按时，注意体会不同部位的脉象特征，以诊察五脏六腑之气。

（二）学生练习

1. 由学生自愿组合，两人为一组，对被诊者进行上述诊脉前准备和诊脉步骤。

2. 每组学生对被诊者进行脉诊描述，并进行评价，最后由教师总结评定。

三、案例训练

案例 1　陈某，女，33 岁。患者感冒 4 日，头痛，形寒，身热，无汗，作呕，吐痰不爽，胸脘胀闷不舒。舌苔薄腻，脉浮。治以宣肺解表，理气和胃。服药 3 剂后，头痛、形寒、身热均解，但仍咳嗽，喉痒，口苦，吐痰黄白，胸闷，苔微黄而腻，脉滑

数。(摘录自颜正华医案)

[病例分析]

(1) 主诉:恶寒发热、无汗4日。

(2) 治疗经过:就诊后辨证为风寒束表,肺胃失和。治以宣肺解表,理气和胃。服药3剂后,头痛、形寒、身热均解,但仍咳嗽,喉痒,口苦,吐痰黄白,胸闷,苔微黄而腻,脉滑数。又治以化痰清热止咳。

(3) 脉象特点:脉浮,服药3剂后,脉滑数。

(4) 病情分析:就诊后辨证为风寒束表,肺胃失和,故见浮脉。服药3剂后,风寒表证已解除,又有痰热壅肺之证,故见脉滑数。

[浮脉、滑脉、数脉的临床意义] 浮脉常因外邪侵袭肌表,卫气奋起抗邪,脉气鼓动于外而致,故浮脉常主表证。若久病、虚劳、失血等原因,致使阳气不能潜藏于内而浮越于外,脉可呈现浮而无根,故浮脉又可主虚阳外越证。

滑脉常因痰饮、食滞、实热等实邪壅盛于内,气实血涌而致。

数脉常因热邪亢盛,气血运行加速或虚热所致。亦可因虚阳外浮,脉气不敛而数大无力。

[相兼脉象] 浮脉常见于外感病中,因所受邪气的不同,浮脉常与其他脉象相兼出现。如风寒表证常见脉浮紧,伤风表证常见脉浮缓,风热表证常见脉浮数。素体痰盛而又感受外邪者常可见浮滑脉。

滑脉常见于痰饮、食滞、实热,而数脉亦可见于热证中,若滑数并见,则常在实热证中可见到。

[注意事项] 浮脉、数脉、滑脉均可见于正常人中。如形体消瘦者,常见浮脉,若无其他不适表现,则不为病脉。夏秋之时因阳气升浮,脉象也可微浮。

与成年人比,儿童的脉象常数,若没有其他不适表现,不为病脉。正常人在运动和情绪激动时,脉率亦可加快。

妇女妊娠期,因气血充盛调和而常见滑脉,不为病脉。若一些人表现出脉滑而冲和,若没有其他不适亦不属病脉。

案例2 李某,男,47岁。患者述因在三九天穿拖鞋送友于室外,逗留20分钟,觉两脚麻木,继之逐渐上移至脐腹,麻木不仁,知觉迟钝。二便正常。诊察见舌润,脉沉紧有力。(摘录自张琪医案)

[病例分析]

(1) 病因及主症:受寒后,脐腹部以下麻木,知觉减退。

(2) 脉象特点:脉沉紧有力。

(3) 病情分析:本案例为风寒侵袭,阻滞经络,为实寒证,故脉见沉紧有力。

[沉脉、紧脉、实脉(有力脉)的临床意义] 沉脉常见于邪犯脏腑,气血被遏,脉气内敛,或脏腑虚弱,气血不足,阳气不升之时,故沉脉主里证。

紧脉常因寒邪袭人,阻碍阳气运行,寒性收引,致脉道紧束拘急或食积等实邪阻滞,使得气机失和,脉气受阻所致。故紧脉常主实寒、痛证、食积。

实脉常因邪气亢盛而正气不虚，正邪相搏，气血壅盛，脉道坚满而致，故实脉主实证。

［相兼脉象］沉脉常与其他脉象相兼出现。如脾肾阳虚、阴寒凝滞的里寒证常见沉迟脉；脾虚而水湿停留者常见沉缓脉；久病阴虚火旺者常见沉细数脉；肝郁气滞、寒滞肝脉或水饮内停常见沉弦脉；阳虚而寒凝血瘀者常见沉涩脉。

［注意事项］实脉常被描述为有力脉，亦见于正常人，表现为有力而和缓之象。若两手六部脉均实大，但无其他不适症状，称为六阳脉，为气血旺盛的表现。

案例3　李某，女，43 岁。患肺结核 10 年。低热 2 年，体温波动在 37.2℃ ~ 37.8℃，曾在某结核病医院治疗 8 个月，低热始终不退，身体日渐羸瘦。20 天前，突发恶寒发热，午后体温高达 40℃，伴汗出。西药治疗后，热度仍波动于 38.5℃ ~ 40℃。现咳嗽频作，咯少量痰，痰咳于口无力吐出，夜不能寐，声低气喘，口干渴，每次仅能饮一两匙凉开水，日进少许稀粥，溲黄便秘，肉消著骨，颧红唇焦。六脉细疾而无力（每分钟 140 次）。（摘录自王德光医案）

［病例分析］

（1）主诉：低热 2 年，高热伴恶寒 20 天。

（2）其他症状：咳嗽频作，咯少量痰，痰咳于口无力吐出，夜不能寐，声低气喘，口干渴，每次仅能饮一两匙凉开水，溲黄便秘，肉消著骨，颧红唇焦。

（3）脉象特点：六脉细疾而无力（每分钟 140 次）。

（4）病情分析：本案例为肺结核（肺痨）患者久病耗伤气阴，阴虚火旺，阳极阴竭，病情危重。故脉见细疾而无力。

［细脉、疾脉、虚脉（无力脉）的临床意义］细脉因血虚不能充盈脉道，气虚无力鼓动血行所致，或因湿邪阻遏脉道，气血运行受阻所致，故细脉主气血两虚，亦主湿证。

疾脉常可见于伤寒或温病热邪亢极之时，为阳亢无制，真阴垂危的表现，元气将脱之时亦可见脉疾而虚弱或散乱。劳瘵亦可见疾脉，多属危候。

虚脉常提示气血阴阳及脏腑诸虚。

［相兼脉象］虚脉常被描述为无力脉。血虚时脉常细而无力，阳虚时脉常迟而无力，阴虚时脉常数而无力。

［注意事项］冬季寒冷外束，脉道收缩，脉象亦可见略沉细，若无其他不适症状，不作病脉，为生理性细脉。若两手六部脉均表现为沉细，但无其他不适症状，称为六阴脉，为生理性表现。

剧烈运动后的成人、新生儿、婴儿，脉来一息七至，不作病脉论。

案例4　白某，女，26 岁。患者妊娠 6 个月，不明原因早产，产后自觉全身不适，阴道出血不止，随后发热头痛，西医诊断为"产后感染"，住院治疗。采用多种抗生素，仍高热不退，出血日甚。头晕头痛，发热恶寒，心悸乏力，口干苦喜饮，夜寐差，常有呓语。诊察见面色苍白，舌苔少而无津，脉虚乩而数。（摘录自高宜民医案）

［病例分析］

（1）主症：阴道出血不止。

（2）其他症状（包括舌象）：头晕头痛，发热恶寒，心悸乏力，口干苦喜饮，夜寐差，常有呓语。面色苍白，舌苔少，无津。

（3）脉象特点：脉虚芤而数。

（4）病情分析：本案例为产后出血患者，气血亏虚，热邪乘机侵袭机体，而致热入血室，气血两燔，故见诸症，而脉见虚芤而数。

〔芤脉的临床意义〕芤脉常可见于呕血、便血、血崩，突然失血过多，血量骤减之时，或剧烈吐泻、热病大汗之际。故芤脉主失血、伤阴。

案例 5　李某，女，36 岁。因背负重物，劳力过度致椎间盘脱出。现腰痛 1 月余，痛引左腿并向足跟放射，行走不便，夜间剧痛难眠。近日左腿亦感麻木。诊察见舌质紫暗，脉涩。（摘录自张震医案）

〔病例分析〕

（1）主诉：腰痛 1 月余。

（2）其他症状（包括舌象）：腰痛引左腿并向足跟放射，行走不便，夜间剧痛难眠，伴左腿麻木感。舌质紫暗。

（3）脉象特点：脉涩。

（4）病情分析：本案例患者腰痛因劳力过度后导致经络瘀滞，营血失其濡润，故见诸症。脉涩为气血瘀滞的表现。

〔涩脉的临床意义〕涩脉常因精亏血少，不能濡养经脉，脉中气血往来不利所致，或气滞血瘀，痰食胶固使气机受阻，血行壅滞而致，故涩脉主精伤血少，气滞血瘀，痰食内停。

案例 6　邓某，女，47 岁。2 年多来经常突发胸闷心悸，伴呼吸困难及窒息感，有时昏厥，西医诊断为"左束支完全性传导阻滞"。此次劳累后胸闷发作，继而短气，稍动则气不得续，夜间不能平卧。诊其脉结。（摘录自蒋日兴医案）

〔病例分析〕

（1）主诉：阵发性胸闷心悸 2 年余。

（2）其他症状：呼吸困难及窒息感，有时昏厥，短气，夜间不能平卧。

（3）脉象特点：脉结。

（4）病情分析：本案例患者因胸阳不振，日久致气滞血瘀所致。故见结脉。

〔结脉的临床意义〕结脉常因阴盛气结、痰凝血瘀、积聚等邪积不散，心阳被抑，脉气阻滞而致，或因久病心气、心阳微弱，脉气不续所致。

案例 7　张某，男，65 岁。患者身体瘦弱，纳食量少，素有咳嗽，气候转寒时咳剧，咯稀痰。心悸，胸闷，气短。诊察舌淡脉弱。（摘录自张之亮医案）

〔病例分析〕

（1）症状表现（包括舌象）：纳食量少，心悸，胸闷，气短。素有咳嗽，气候转寒时咳剧，咯稀痰，身体瘦弱。舌淡。

（2）脉象特点：脉弱。

（3）病情分析：本案例患者为脾阳虚表现。阳气不足故见诸症且脉弱。

［弱脉的临床意义］弱脉常因营血不足，不能充盈脉道，或阳气亏虚，无力鼓动脉气所致，故常见于气血不足及阳虚之证中。

［注意事项］注意弱脉与病情程度的对应关系。若久病正虚见弱脉为与病情程度相符的顺证，若新病邪实见弱脉则为与病情程度不符的逆证。

案例8 李某，女，22岁。右上唇近口角处生痈疮，初期如豆大，用手抓后出现右面部红肿，并漫及左面，伴高热，心烦，神昏谵语，现唇痈肿硬且如枣大，不能张口饮食，大便秘结，脉洪数有力。（摘录自肖希三医案）

［病例分析］

（1）主诉：右上唇痈疡。

（2）其他症状：面部红肿，高热，心烦，神昏谵语，大便秘结。

（3）脉象特点：脉洪数有力。

（4）病情分析：本案例患者的右上唇痈疡为脾胃积热所致，现表现为疔疮走黄，病情危急。因热势亢盛，故见脉象洪数有力。

［洪脉的临床意义］洪脉常见于外感热病中，因邪热亢盛，内热充斥，邪正剧烈相争，气盛血涌，脉道扩张而致。故洪脉常主气分热盛。

［相兼脉象］洪脉与数脉常相兼出现，多见于外感热病的中期。

［注意事项］夏令之时，由于机体阳气亢盛，肤表开泄，故脉象稍显洪大，若无其他不适症状，则不作病脉。

大脉表现为脉体宽大，但与洪脉比较，无脉来汹涌之势。注意两脉的鉴别。临床上，若见大脉而数实为邪实，见大脉而无力则为正虚。若脉大而从容和缓，且无其他不适症状，则为体魄健壮的征象。

案例9 徐某，男，54岁。患者咯血10天，血色鲜红，出血量较多，或痰血相混，咯血于夜间发生，性急多怒，口咽干燥。诊察见舌暗红，苔黄，脉弦数。（摘录自董建华医案）

［病例分析］

（1）主诉：咯血10天，伴性情急躁。

（2）其他症状（包括舌象）：血色鲜红，出血量较多，或痰血相混，咯血于夜间发生，性急多怒，口咽干燥，舌暗红，苔黄。

（3）脉象特点：脉弦数。

（4）病情分析：本案例为肝火犯肺所致咳嗽，火盛则迫血妄行，故有咯血，性情急躁，而脉见弦数。

［弦脉的临床意义］弦为肝脉。肝胆之疾或痰饮等使肝失疏泄，气机不利，经脉拘急，均可见弦脉。故弦脉主肝胆病、诸痛、痰饮。

［相兼脉象］弦脉常与他脉相兼出现。如肝郁化火可见弦数脉；肝肾阴虚、血虚肝郁可见弦细脉；肝郁脾虚可见弦缓脉；肝火夹痰、风阳上扰或肝胆湿热可见弦滑数脉。

［注意事项］春季之时，脉象应生发之气而微弦且柔和者，没有其他不适症状，不作病脉论。老年人因阴血渐亏，脉象渐失柔和之性而变弦，也应视具体情况而判定，不

可一并作为病脉。

【实训小结】

常见脉象的临床意义见表4－2。

表4－2   常见脉象的临床意义汇总表

脉名	临床意义
浮	表证，亦主虚阳外越证
洪	气分热盛
濡	主虚证，又主湿
散	元气离散，脏腑之气将绝
芤	失血，伤阴
革	亡血，失精，半产，漏下
沉	里证
伏	邪闭，厥证，痛极
牢	阴寒内实，疝气，癥瘕
弱	气血不足，阳虚
迟	寒证，亦主邪热结聚的里实证
缓	脾胃虚弱，湿证
涩	精伤血少，气滞血瘀，痰食内停
结	阴寒气结，寒痰瘀血，气血虚衰
数	热证，亦主里虚证
促	阳盛热结，痰湿瘀滞，脏气衰败
疾	阳亢阴竭，元气将脱
动	疼痛，惊恐
虚	虚证
微	气血大虚，阳气衰微
细	气血两虚，又主湿证
代	脏气衰微，痛证，痹证，七情惊恐
短	气虚，气滞
实	实证
滑	痰饮，食滞，实热
紧	实寒，痛证，食积
长	阳证，热证，实证
弦	肝胆病，诸痛，痰饮

【思考与练习】

举例说明如何通过脉诊并结合其他诊法的内容分析病情？

第四节　按　诊

【实训内容】

按诊的方法及内容。

【实训要求】

通过教师示范及观看教学光盘，熟悉按诊的常用方法及按诊内容。

【重点难点】

1. 按虚里的临床意义。
2. 腹部癥积和瘕聚的按诊方法。

【实训操作】

一、操作要点

按诊有触、摸、按、叩四法，力量由轻到重。注意每一种手法的操作要点及使用的意义。

1. 触法　用手指或手掌轻触患者局部皮肤，轻触皮肤可了解凉热、润燥等情况（温度、湿度）。

2. 摸法　手指稍用力寻抚局部，力达肌层，主要用于测知体表部位有无异常病灶及其大小、温度、硬度、移动度、波动感、有无压痛等。

3. 按法　重手按压或推寻局部，深达筋骨或腹腔内部，主要用于探查深部脏器组织的张力，是否有肿块，肿块的大小、形状、软硬、表面光滑度、移动度及有无压痛等，也可确定骨骼、肌肉、内脏等部位压痛点的位置。

4. 叩法　用手叩击患者身体某部，使之震动，产生叩击声、波动感或震动感，了解是否有气鼓或水鼓等情况，或有无内脏疼痛等。

二、操作步骤

（一）学生观看按诊的示范光盘，观看时对照光盘中的按诊手法在自身进行模仿练习。

（二）由教师（诊察者）选出学生志愿者（被诊者），进行按诊训练示范，具体内容如下：

1. 诊体温　被诊者采取坐位，诊察者用手掌轻轻触及被诊者的额头，以了解体温。

2. 诊肌肤寒热及润燥　被诊者采取坐位，诊察者用手掌轻轻触摸被诊者的上肢肌肤，以了解肌肤的凉热与润燥。

3. 诊虚里　被诊者取仰卧位，诊察者站其右侧，用右手平抚于虚里部（位于左乳下第四、五肋间，乳头下稍内侧，即心尖搏动处），以测知宗气之强弱、心脏跳动的次数及气的聚散。若按之应手，搏动范围直径约为 $2 \sim 2.5\,\mathrm{cm}$，动而不紧，缓而不怠，节律规整，是心气充盛，动气聚而不散的表现。

4. 诊疼痛 被诊者背坐于诊察者面前，将两上肢平放于靠背椅的椅背上，暴露出后背部，或采用俯卧位躺于诊察床上。诊察者用两手大拇指沿膀胱经，两手对称，逐个按压腧穴，检查是否有压痛点，或沿其他经脉按压腧穴，以寻找压痛点。

5. 诊心、胸、肋、腹 被诊者采取仰卧位，平躺于诊察床上。诊察者左手手指分开，手掌掌心平放于被诊者被叩击的部位，如心、肺、肋间、腹部等。诊察者右手手指自然弯曲，用右手中指指端叩击平放于被诊部位的左手指骨处。

6. 诊腹部 被诊者采取仰卧位，平躺于诊床，双膝关节并拢弯曲，双脚掌平放于诊床上，以使腹部放松。诊察者站在被诊者右侧，右手手指并拢，用指腹按压被诊者腹部。按压时注意手法从轻到重。若某一部位有疼痛，应从疼痛部位的对侧或远处逐渐向患处逼近，以确定疼痛的具体位置。此方法还可了解深部脏器组织的张力、有无肿块及肿块的大小、形状、软硬等。

7. 诊腰背部 被诊者采取坐位，背向诊察者，或采取俯卧位躺于诊察床上。诊察者右手呈拳头状，左手手心平放于被诊者腰背部的肾区，用右手拳头的尺侧软肉处，以适中力度叩击左手背，通过叩击被诊者的肾区，了解该部位有无叩击痛。

（三）教师针对不同部位按诊的表现，总结出按诊所得征象的临床意义。

（四）按照自愿原则，将学生分组，进行上述按诊练习。

（五）有条件者，可通过心肺触诊、腹部触诊模拟标准化患者教学系统进行按诊训练，可进行心、肝、脾、胆囊等部位的按诊训练。

【实训小结】

按诊所得征象的临床意义见表 4-3。

表 4-3 按诊所得征象的临床意义

按诊部位及内容	征象	临床意义
肌肤凉热	凉	多为寒证
	肌肤灼热	多为阳热炽盛
肌肤润燥	滑润	多为气血充盛，津液不伤
	枯涩，干瘪	多为气血亏虚，津液不足
	粗糙而如鱼鳞状（肌肤甲错）	多为血瘀
肌肤局部肿块	皮肤不热，红肿不明显	多为阴证
	皮肤灼热，红肿疼痛	多为阳证
肌肤肿胀	按之凹陷，按压后留有压痕，不能即起	多为水肿，为水湿溢于肌肤所致
	按之凹陷，皮肤粗厚，举手即起，无压痕	多为气肿，为卫阳失于温运，气机壅滞所致

按诊部位及内容	征象	临床意义
疮疡	肿硬，但不热，根盘平塌，漫肿无边际	多属虚证
	红肿，发热，根盘紧束	多属实证
浅表疮疡，辨脓	按之硬，热不甚	多为无脓
	按之边硬顶软，有波动感，热甚	多为有脓
肌肉脓肿	有波动感应手	多为有脓
	无波动感，不应手	多为无脓
虚里	按之其动微弱	多属宗气内虚
	动而应衣	多属宗气外泄
	按之弹手，洪大而搏，或绝而不应	多属心气衰绝
	胸高而喘，虚里搏动散漫而数	多属心肺气绝
	搏动迟弱，或动数	多属心阳不足
胸部	按之胸痛，叩之音实	多属饮停胸膈
	局部青紫肿胀而拒按	多属胸部外伤
胁肋	胁痛喜按	多为肝虚
	胁部刺痛拒按，或胁下可触及肿块	多为血瘀
脘腹	满痛，喜暖手按抚	多属虚寒
	拒按，喜冷物按放	多属实热
	腹部高度胀大，如鼓之状，叩击后有波动感，按之如囊裹水	多属水鼓
	腹部高度胀大，如鼓之状，以手叩击如击鼓	多属气鼓
癥瘕	腹内肿块，推之可移，痛无定处，聚散不定	多为瘕聚，病属气分
	腹内肿块，痛有定处，推之不移	多为癥积，病属血分

【思考与练习】

1. 虚里按诊的临床意义如何？
2. 如何根据按诊表现来诊察癥瘕？

下篇　辨证技能训练

第五章　八纲辨证临床技能实训

八纲辨证，是运用阴阳、表里、寒热、虚实八个纲领，对病证进行分析归纳，从而为施治提供依据的辨证方法。其中，表里这对纲领用来辨病证部位和病势深浅；寒热是辨病证性质；虚实辨邪正盛衰；阴阳则统摄六纲，为八纲之总纲。八纲辨证具有高度的概括性，起执简驭繁、提纲挈领的作用，其他辨证分类方法则是八纲辨证的具体深化。因此，八纲辨证为辨证论治的基础理论和基本方法，在中医学中占有十分重要的地位。

第一节　阴阳辨证

【实训内容】

1. 阴阳辨证各证的临床表现、辨证要点和病机分析。
2. 相似证的鉴别要点。
3. 阴阳辨证各证的临床辨证思维。

【实训要求】

掌握阴虚证、阳虚证、阴盛证（参见实寒证）、阳盛证（参见实热证）、亡阴证、亡阳证的临床特征及辨证要点。

【重点难点】

辨别阴阳的基本属性和临床表现。

【实训操作】

案例 1　刘某，女，45 岁，教师。患者平日工作繁忙，于半年前开始出现心悸，心烦，失眠多梦等，并伴有手足心发热，睡时汗出，颧红，舌红少津，咽干，脉细数。

（1）诊断：阴虚证。

（2）分析：该患者由于长时间劳累过度，损耗阴液而致阴虚证。阴津不足，口腔濡养不够，故咽干、少津；心失所养，故心悸；又阴虚生热，虚火扰神，所以心烦、失眠、多梦；入睡后卫阳由表入里，肌表不固，内热熏蒸，津液外泄而汗出，故盗汗；津液不足而有内热，故舌红、脉细数。

（3）辨证要点：以五心烦热、盗汗、舌红少津、脉细数为辨证要点。阴虚证与阳虚证鉴别要点见下表（表5-1）。

表5-1　阴虚证与阳虚证的鉴别要点

证候	寒热属性	是否口渴	脉象	舌象
阳虚证	虚寒	口淡不渴或喜热饮	沉迟无力	舌淡胖，苔白润
阴虚证	虚热	口略渴，喜冷饮	细数	舌红少苔少津

（4）相关知识：阴虚证是由精血不足、阴液亏虚而导致，阴不制阳而出现一系列症状，多由于先天亏虚，久病劳损，或者热病后耗伤阴液等原因引起。单讲阴虚证是指机体整体而言的阴虚液少，与各脏腑的阴虚证既有联系又有区别，后者的具体表现可见于脏腑辨证部分。

案例2　王某，男，41岁，农民。时值盛夏，恣食生冷瓜果，腹胀痛，泻赤白黏液如胶冻，里急后重，全身不适，西医诊为"痢疾"，用抗生素等治疗9天，病情减轻，但精神疲惫，肢冷腰寒，步履艰难，头昏纳差。接诊时见：形体瘦削，目光无神，面色白，舌质淡，苔少，脉沉细。

（1）诊断：阳虚证。

（2）分析：该患者为治疗不当所致的阳虚证。过服苦寒清凉之品伤及机体阳气，阳气不足，不能温养推动，故精神疲惫、肢冷腰寒、步履艰难；阳气不足，推动血液无力，不能充养全身，故面白、舌淡、脉沉细。

（3）辨证要点：以畏寒，面白舌淡，脉沉细为辨证要点。

（4）相关知识：阳虚证多由病程日久，或久居寒凉之处，阳热之气逐渐耗伤，或因气虚而进一步发展，或因年高而命门之火不足，或因过服苦寒清凉之品等，以致脏腑机能减退，机体失却阳气的温煦，不能抵御阴寒之气，而寒从内生，于是形成畏冷肢凉等一派病性属虚、属寒的证候，阳气不能蒸腾、气化水液，则见便溏、尿清或尿少浮肿、舌淡胖等症。单讲阳虚证是指机体整体阳气不足而言，各脏腑的阳虚证以各脏腑症状为突出表现，具体见于脏腑辨证部分。

案例3　郭某，男，80岁。有喘憋病史，曾诊为"肺心病心衰、哮喘性气管炎"，经抗炎等治疗疗效不显。今日突然出现神识恍惚、烦躁不安、呼吸急促不匀而入院，伴喉中哮鸣，汗出如油，面赤唇焦，肌肤皱瘪。双肺布满哮鸣音，舌干红，脉细数无力。心率118次/分。心电图示：广泛前壁供血不足，确诊为"冠心病心衰、肺性脑病"。

（1）诊断：亡阴证。

（2）分析：该患者表现为亡阴证，阴液耗竭，失去濡润之功，故唇干舌燥，肌肤皱瘪。阴不足则内热，虚热上扰则烦躁不安。舌红干、脉细数无力为津枯虚热之象。热邪逼迫则汗液外泄，阴液不足故汗出如油。此时，大汗出既是亡阴之因，又是亡阴之症。

（3）辨证要点：以身热面赤，汗出如油，脉细数无力为辨证要点。

（4）相关知识：亡阴证多因高热汗出、大吐大泻、大量失血、烧伤等致阴液暴失，或久病阴液暗耗，严重缺失，导致突然出现灼热烦渴，面赤唇焦，汗出而黏，如珠如油，烦躁不安，呼吸急促，舌红绛而干，脉数疾无力等。

案例 4　王某，女，68 岁。主因心前区憋闷、剧痛，呼吸困难 4 小时而入院。伴四肢发凉，上肢过肘，下肢过膝，面色苍白，冷汗淋漓，紫绀，不能平卧。血压 80/56mmHg，心率 108 次/分。脉搏微弱。心电图示：广泛前壁、下壁急性心肌梗死。

（1）诊断：亡阳证。

（2）分析：该患者表现为亡阳证。阳气虚衰，不能温煦，故四肢发凉。不能正常推动气血于脏器及四末，故心胸憋闷，面色苍白，紫绀。卫表失于阳气固护，而冷汗淋漓。脉气不得鼓动，故脉搏微弱。

（3）辨证要点：以畏寒、冷汗淋漓、脉沉弱为辨证要点，常与亡阴证进行鉴别诊断，见表 5-2。

表 5-2　亡阳证与亡阴证的鉴别要点

证型	汗出	四肢	其他	舌象	脉象
亡阳	汗凉质稀而淡	厥冷	面白，气微，不渴，神情淡漠呆滞	舌淡润	微欲绝
亡阴	汗热味咸而黏	温热	面赤，气促，渴喜冷饮，尿少，烦躁	红干瘦	细数疾

（4）相关知识：亡阳证多因大汗不止、剧烈吐泻，导致阳气突然衰竭所致，亦可由亡阴证发展而来。阳气衰竭欲脱，见冷汗淋漓，身凉肢厥，神倦息危，面色苍白，表情淡漠，脉微欲绝或浮大而空，舌淡，苔润等症状。本证与亡阴证同属于危重证候。

【实训小结】

本节重点对阴虚证、阳虚证、亡阴证、亡阳证的四诊操作规范，以及病机分析、证候鉴别、临床辨证思维技能进行实训。

1. 首先掌握阴证、阳证的总体含义，凡见抑制、沉静、衰退、晦暗等表现，以及症状表现于内的、向下的、不易发现的，或病邪性质为阴邪致病、病情变化较慢等，均属阴证范畴。凡见兴奋、躁动、亢进、明亮等表现，以及症状表现于外的、向上的、容易发现的，或病邪性质为阳邪致病、病情变化较快等，均属于阳证范畴。

2. 在此基础上，注意阴虚、阳虚、亡阴、亡阳这类特定证候的意义和辨证要点。

【思考与练习】

1. 阴虚证、阳虚证、亡阴证、亡阳证的辨证要点是什么？

2. 阴虚证与虚证、热证的关系是怎样的？

3. 阳虚证与虚证、寒证的关系是怎样的？

4. 亡阴证与阴虚证的联系和区别是什么？

5. 亡阳证与阳虚证的联系和区别是什么？

第二节　表里辨证

【实训内容】

1. 表里辨证各证的临床表现、辨证要点和病机分析。
2. 相似证的鉴别要点。
3. 表里辨证各证的临床辨证思维。

【实训要求】

掌握表证（表热证、表寒证）、里证（里实热证、里实寒证）、表里同病的临床特征及辨证要点。

【重点难点】

辨别表里基本病位和临床表现。

【实训操作】

案例1　马某，女，17岁。5天前运动后汗出当风，次日即见发热，微恶风寒，头痛，咽干，有汗，微咳，舌尖红，脉浮数。

（1）诊断：表证（表热证）。

（2）分析：该患者为外感风热之邪引起的表热证。风热之邪侵袭肌表，卫阳受遏，邪正相争，故身热，微恶风寒；风热犯表，皮毛腠理开泄，故出汗；风热上扰，熏蒸咽喉，故头痛、咽干、微咳；舌尖红、脉浮数为风热侵于卫表之象。

（3）辨证要点：以发热恶寒、舌尖红、脉浮数为辨证要点。

（4）相关知识：表热证又称风热犯表证，以外感热邪为主。其特点是发热重，微恶寒，口渴，咽痛，舌尖边稍红，苔薄白而干或苔薄微黄，脉浮数。

案例2　张某，女，30岁。恶寒发热2天，周身酸痛，头痛，鼻塞流清涕，口不渴，舌淡红，苔薄白，脉浮紧。

（1）诊断：表证（表寒证）。

（2）分析：该患者表现为外感风寒之邪引起的表寒证。风寒之邪侵袭肌表，卫阳受遏，寒邪内侵，邪正相争，故身恶寒而发热；寒主收敛凝滞，风寒束表而周身酸痛；寒不伤津故口不渴；舌淡红，苔薄白，脉浮紧，均为风寒束于卫表之象。

（3）辨证要点：以恶寒发热，舌苔薄白，脉浮紧为辨证要点。常与表热证、伤风表证进行鉴别，见表5-3。

表5-3　表寒证、表热证、伤风表证的鉴别要点

证候类型	病因	临床表现	脉象
表寒证	感受风寒为主	恶寒重，发热轻，无汗，头身痛	脉浮紧
表热证	感受风热为主	发热重，恶寒轻，口渴	脉浮数
伤风表证	感受风邪为主	恶风，微发热，有汗	脉浮缓

（4）相关知识：本证又称风寒束表证，以外感寒邪为主。其特点为恶寒重，发热轻，无汗，头身痛甚，苔薄白而润，脉浮紧。

案例3　王某，女，25岁，农民。突发高热，神昏谵语，在当地治疗无效，转送某医院住院治疗，诊断为"败血症"，治疗月余，每天补液，用全程足量的各种抗生素治疗，高热仍持续不退，神昏谵语，面垢焦，渴欲饮水，舌质红，苔黑少津。问其大便，经常便秘，切脉洪数。

（1）诊断：里证（里实热证）。

（2）分析：该患者表现为里实热证。里热炽盛，故持续高热；热扰心神，心神不宁而神昏谵语；热耗津液，故面焦唇燥，大便秘结，渴欲饮水；舌质红，苔黑少津，脉洪数，均为里热炽盛之象。

（3）辨证要点：以持续发热，舌红，脉洪数为辨证要点。

（4）相关知识：辨别表证和里证，主要是审寒热症状、内脏证候是否突出、舌象及脉象变化等。一般说来，外感病中，发热恶寒同时并见的属表证；但发热不恶寒或但寒不热的属里证。表证以头身疼痛、鼻塞或喷嚏等为常见症状，内脏症状不明显；里证以内脏症状，如咳喘、心悸、腹痛、呕泻之类为主症，鼻塞、头身痛等非其常见症状。表证及半表半里证舌苔变化不明显，里证舌苔多有变化；表证多见浮脉，里证多见沉脉或其他多种脉象。此外，辨表里证尚应参考起病的缓急、病情的轻重、病程的长短等。

案例4　谢某，男，35岁。有多年胃病史，一日因天气炎热，活动后回家吃冷饮、水果若干，晚上自觉腹痛不适，胸腹发凉，口淡不渴，畏寒，2日未缓解而来就诊。见面色发白，舌淡红，苔白，脉沉紧。

（1）诊断：里证（里实寒证）。

（2）分析：该患者为饮食不当所致里实寒证。过食冷饮，寒邪直中脏腑，故腹痛不适，胸腹发凉，口淡不渴；面白苔白，脉沉紧，均为实寒在里之象。

（3）辨证要点：以畏寒，苔白，脉沉迟或紧为辨证要点。里寒证与里热证的鉴别要点见表5-4。

表5-4　里寒证与里热证的鉴别要点

证型	寒热感觉	口渴情况	面色	四肢	痰涕	二便	舌象	脉象
里寒证	怕冷喜热	不渴	白	冷	色白清稀	大便稀溏，小便清长	舌淡，苔白而润	迟或紧
里热证	怕热喜冷	渴喜冷饮	红	热	黄稠	大便秘结，小便短黄	舌红，苔黄而干	洪或数

（4）相关知识：里证的成因大约有三种情况：一种为表证不解，邪气传里，形成

里证；二为外邪直接入里，侵犯脏腑等部位，形成里证；三是饮食劳倦、情志内伤等因素导致。

　　案例5　王某，女，43岁。患者于1周前发热恶寒，全身酸痛，曾用抗生素，并自购中成药服用，效不佳，遂来院就诊。刻诊见：恶寒头痛，全身筋骨关节酸痛，夜不能寐，因恶寒而衣帽倍加，咽红，干燥疼痛，咳嗽，咳痰色偏黄，舌红，苔薄白，脉浮数。

　　（1）诊断：表里同病（表寒里热证）。

　　（2）分析：该患者表现为表寒里热证。外感寒邪，邪气束表，收引凝滞，故恶寒头痛，全身筋骨关节酸痛；内有邪热，故咽红，疼痛干燥，咳痰色黄；表有邪故脉浮，里有热故舌红脉数。

　　（3）辨证要点：兼有表寒、里热两证特点。

　　（4）相关知识：表里同病还有表里俱寒、表里俱热、表热里寒、表里俱实、表里俱虚、表实里虚、表虚里实等其他类型。

【实训小结】

　　本节重点对表热证、表寒证、里实热证、里实寒证、表寒里热证的四诊操作规范，以及病机分析、证候鉴别、临床辨证思维技能进行实训。

　　1. 表证以头身疼痛，鼻塞或喷嚏等为常见症状，内脏证候不明显；里证以内脏证候，如咳喘、心悸、腹痛、呕泻之类表现为主症。其中，外感病中，发热恶寒同时并见的属表证；但发热不恶寒或但寒不热的属里证。同时，注意表证及半表半里证舌苔变化不明显，里证舌苔多有变化；表证多见浮脉，里证多见沉脉或其他多种脉象。

　　2. 辨表里证尚应参考起病的缓急、病情的轻重、病程的长短等。

【思考与练习】

　　1. 表热证、表寒证、里实热证、里实寒证、表寒里热证的辨证要点是什么？

　　2. 表热证与表寒证如何区别？

　　3. 表寒证与表寒里热证如何区别？

　　4. 里实热证与阴虚证有何联系与区别？

　　5. 里实寒证与阳虚证有何联系与区别？

　　6. 表寒里热证与单纯表寒证如何区别？

第三节　寒热辨证

【实训内容】

　　1. 寒热辨证各证的临床表现、辨证要点和病机分析。

　　2. 相似证的鉴别要点。

3. 寒热辨证各证的临床辨证思维。

【实训要求】

掌握寒证、热证的临床特征及辨证要点。

【重点难点】

辨别寒热基本病性和临床表现。

【实训操作】

案例 李某，男，53 岁。双下肢及足底发凉 1 年。患者自述夏天不能吹空调，双下肢感觉尤为敏感，初夏穿上秋裤和毛裤也不觉得热，曾多处求治，但是效果不佳。当时症状：腹胀，左下腹尤甚，自觉有气窜痛，抱腹后稍缓解，双下肢及足底发凉，双膝关节僵硬，口苦，时常咽痛，纳可，大小便正常，舌暗、苔白厚腻，脉沉细。

（1）诊断：寒热错杂证（上热下寒）。

（2）分析：该患者表现为寒热错杂证中的上热下寒。寒邪在下，故下肢及足底发凉，寒邪收引，气血运行不畅，故关节僵硬，腹胀气窜，得暖则减；有热在上，故口苦、咽痛；苔白腻、脉沉细皆为寒象，说明此上热下寒病患目前以寒为主。

（3）辨证要点：在上下不同病位兼有寒、热两种性质。注意寒热错杂与寒热真假要进行区分。寒热错杂为同一机体内不同部位确有寒证、热证，寒热真假则是寒极或热极时某些位置出现的与疾病本质相反的假象，需要辨别真伪。

（4）相关知识：各类寒证表现多种多样，常见有畏寒、冷痛、喜暖、口淡不渴、肢冷蜷卧、排泄物澄澈清冷、苔白而润。各类热证表现亦不相同，常见有发热、恶热喜冷、口渴欲饮、面赤、烦躁、分泌物黄稠、舌红、苔黄或干、脉数等。遇到既有寒又有热的情况，应注意区分其所在的位置和层次。

【实训小结】

本节重点对寒热错杂证的四诊操作规范，以及病机分析、证候鉴别、临床辨证思维技能进行实训。

1. 寒热错杂证，表现为寒证的表现与热证的表现同时出现，或上下寒热交错，或表里寒热交错等。临床中要辨别寒热的真假。

2. 真寒假热证，如慢性消耗性疾病患者常见身热，两颧潮红，躁扰不宁，苔黑，脉浮大等，表面上看似有热象，但患者却喜热覆被，精神委颓淡漠，蜷缩而卧，舌质淡白，苔黑而润，脉虽浮大但无力。此为阴盛于内，格阳于外，其本质仍是寒证，故称"真寒假热"。

3 真热假寒证，即内有真热而外见假寒的证候。如热性病中毒较重时可见表情淡漠，困倦懒言，手足发凉，脉沉细等，粗看好似寒证，但又有口鼻气热，胸腹灼热，口渴喜冷饮，大便秘结，小便短赤，舌红绛，苔黄干，脉虽沉细但数而有力。此为阳热内郁不能外达，本质是热证，故称"真热假寒"。

【思考与练习】

1. 寒热错杂证的辨证要点是什么？
2. 寒热错杂证与真寒假热、真热假寒证如何区别？

第四节　虚实辨证

【实训内容】

1. 虚实辨证各证的临床表现、辨证要点和病机分析。
2. 相似证的鉴别要点。
3. 虚实辨证各证的临床辨证思维。

【实训要求】

掌握实证、虚证、真实假虚、真虚假实证的临床特征及辨证要点。

【重点难点】

实证、虚证的临床表现和真假辨别。

【实训操作】

案例1　高某，女，22岁。11年来，先是3~4天，后是7~8天排便1次，每次排便都用中西药才可暂通，患者为了促进排便，经常食用大量水果、蜂蜜。但近1年来便秘更加严重，腹胀腹痛，纳呆乏力，面色萎黄，少气寡言，腹满腹胀，喜按，舌淡胖，苔薄白，脉沉细无力。

（1）诊断：真虚假实证。

（2）分析：该患者表现为真虚假实证。腹胀腹痛、大便秘结看起来确像实邪内壅，但仔细查体发现，腹虽胀满但喜按，全身症状，如纳呆乏力、面色萎黄、少气懒言也为虚象，再观舌脉，亦无邪实之征，可知此腹胀、腹痛、便秘之象并非真正实邪在内，本质为虚证，因虚而致实，故为真虚假实证。

（3）辨证要点：有虚、实两方面表现，要注意辨别本质。

（4）相关知识：一般说来，虚证者必身体虚弱，实证者多身体粗壮。虚证者声息低微，实证者声高息粗。久病多虚，暴病多实。舌质淡嫩，脉象无力为虚；舌质苍老，脉象有力为实。虚证者多病程长，体质虚弱，精神委靡，声低息微，喜按，胸腹胀满，按之不痛，胀满时减，五心烦热，畏寒，舌质嫩，少苔或无苔，脉无力；实证者多病程长，身体壮实，精神兴奋，声高气粗，疼痛拒按，胸腹胀满，按之痛，胀满不减，壮热，舌质老，苔厚腻，脉有力。但这些不可一概而论，鉴别虚实，必须四诊合参。

案例2　王某，女，60岁。3个月前，因饮食不慎，突然发生呕吐泄泻，经某医院住院治疗3个多月，呕吐泄泻虽然好转，但胃脘仍然胀痛，食欲不振，消瘦乏力。经检查发现上腹部有一鸭蛋大小的肿物，超声波探查为胰腺囊肿，要求转入肿瘤医院治疗。转院后，因患者拒绝手术，转邀中医治疗。患者面色萎黄，神疲乏力，食纳欠佳，脘痞而痛，触之有柔韧肿物1个，疼痛拒按，舌苔白润，脉沉有力。

（1）诊断：真实假虚证。

（2）分析：该患者表现为真实假虚证。乍见患者，面色萎黄、神疲乏力、食欲欠佳，均为虚证之表现，但触诊可知，内有肿物，且疼痛拒按，可知有实邪，再看舌脉，舌苔白润、脉沉而有力，均为实象，结合病史可知，现在所表现之虚象皆由邪实所致，故属于真实假虚证。

（3）辨证要点：有虚、实两方面表现，要注意辨别本质。真实假虚证与真虚假实证鉴别要点见表5－5。

表5－5　真实假虚证与真虚假实证鉴别要点

虚实真假	形成机理	临床表现
真虚假实	正气虚甚，气机不运以致不通、不利	真虚：胸腹不硬喜按、气短、舌淡、脉象无力、病久体弱 假实：腹满、气喘、二便闭涩
真实假虚	实邪内阻，大积大聚，以致经脉阻滞，机体失养	真实：声高气粗、胸腹硬满拒按、脉有力 假虚：神情默默、倦怠懒言、身体羸瘦、脉沉细

（4）相关知识：辨别虚实真假，应多注意下述几点：脉象的有力无力，有神无神；浮候如何，沉候如何，尤以沉取之象为真谛；舌质的嫩胖与苍老，舌苔的厚腻与否；言语发声的高亮与低怯；患者体质的强弱，发病的原因，病的新久，以及治疗经过如何。

【实训小结】

本节重点对真虚假实证、真实假虚证的四诊操作规范，以及病机分析、证候鉴别、临床辨证思维技能进行实训。

1. 虚实夹杂证，指正虚与邪实之证错杂并存。有以实证为主，夹杂虚证；有以虚证为主，夹杂实证；亦有虚实并重。《通俗伤寒论·气血虚实章》："虚中夹实，虽通体皆现虚象，一二处独见实证，则实证反吃紧；实中夹虚，虽通体皆现实象，一二处独见虚证，则虚证反为吃紧。景岳所谓'独处藏奸'是也。"

2. 真虚假实证，虚弱的病发展至严重阶段时，反而出现类似强盛的假象，这种情况又称为"至虚有盛候"。例如，严重贫血会出现高热、脉洪大，好像阳明实热证，但脉虽洪大，重按却如葱管（芤脉），舌质淡白或嫩红，无老黄苔，此是其鉴别。因此，辨别虚实的真假时，要注意结合脉象和舌象、体质和病史等进行全面分析。

3. 真实假虚证，实邪结聚的病，反而出现类似虚弱的假象，这种情况又称为"大实有羸状"。例如，热厥证热邪郁结愈深，四肢厥冷就愈明显，脉初按好像沉伏，但重按却应指有力，舌质红绛，或有焦黄苔，或见高热、神昏谵语等。因此，辨别虚实的真假时，要注意结合脉象和舌象、体质和病史等进行全面分析，但也有从实热内闭而转变为脱证的，临床上尤当细辨。

【思考与练习】

1. 虚实真假的辨证要点是什么？
2. 真虚假实、真实假虚证与虚实夹杂证有何联系与区别？

第六章　病因辨证临床技能实训

病因辨证的主要内容，概括起来可分为六淫疫疠、七情、饮食劳逸及外伤四个方面。其中六淫、疫疠属外感性病因，为人体感受自然界的致病因素而患病。七情为内伤性病因，常使气机失调而致病。饮食劳逸则是通过影响脏腑功能，使人生病。外伤属于人体受到外力损害出现的病变。本章要掌握六淫致病的临床表现、辨证要点及其与相似证的鉴别要点，熟悉疫气、情志内伤、食积、劳伤等的致病特点，以及相关各证的临床表现与辨证要点。

第一节　外感病因辨证

【实训内容】

1. 外感病因辨证各证的临床表现、辨证要点和病机分析。
2. 相似证的鉴别要点。
3. 外感病因辨证各证的临床辨证思维。

【实训要求】

掌握风淫证候、寒淫证候、暑淫证候、湿淫证候、燥淫证候、火淫证候的临床特征及辨证要点。

【重点难点】

辨别六淫的基本属性和临床表现。

【实训操作】

案例1　冯某，女，28 岁。主诉：皮肤痒疹反复发作 20 余年。皮试对海鱼、昆虫过敏，曾用抗组胺药无显效。痒疹发作无季节规律，每天下午均发，全身呈风团样或红色丘疹，瘙痒无度，伴口渴，心烦，燥热，每于洗热水澡后加重。舌偏红，脉滑数。

（1）诊断：风淫证。

（2）分析：该患者以皮肤瘙痒起疹为主要表现，属于中医风淫证候，属风客肌肤。

（3）辨证要点：本证以恶风、汗出、喉痒、脉浮缓，或突起丘疹，瘙痒，肢体关节游走性疼痛等为辨证要点。

（4）相关知识：风为阳邪，其性轻扬、开泄，善行数变，具有发病迅速，变化快，游走不定的致病特点。风邪侵袭肌表，肺卫失和，腠理疏松，卫气不固，故见恶风微热，汗出，头痛，苔薄白，脉缓；风邪袭肺，肺气失宣，肺系不利，则见干咳、鼻塞流涕，喷嚏，咽喉痒痛；风邪客于肌腠，营卫郁滞不畅，则引起皮肤瘙痒或瘾疹；风邪或风毒侵袭经络，经气阻滞不通，轻者局部麻木、口眼歪斜，重者肌肉强直，牙关紧闭，抽搐，角弓反张；风与寒合邪，痹阻经络，流窜关节，则表现为肢体关节游走性疼痛；风水相搏，肺失宣降，则见浮肿突发于颜面、眼睑，然后遍及全身。

案例2 陈某，女，42岁，教师。自诉1年前患风湿性关节炎，反复发作，常因气候寒冷变化而增剧，双下肢关节痛重，曾断续在当地医院打针服药治疗（其药不详），痛势未见改善，不能任教已3个月。症见双下肢膝关节剧烈疼痛，痛有定处，略有肿胀，肤色不变，形寒肢冷，屈伸不利，面色㿠白，神态疲乏，饮食、二便正常，舌质淡，苔白，脉沉紧。

（1）诊断：寒淫证。

（2）分析：该患者以关节剧痛怕冷为主要表现，属于中医寒淫证候，属寒邪阻络。

（3）辨证要点：本证以新病突起，病势较剧，恶寒肢冷，局部冷痛，口淡，面白，苔白润，脉紧或沉迟有力为辨证要点。

（4）相关知识：寒为阴邪，其性清冷、凝滞、收引，易伤阳气，阻碍气血运行。寒邪束表，腠理闭塞，卫气不能宣发，故恶寒发热，无汗。寒性凝滞、收引，经脉不利，则见头身疼痛。寒邪外袭，皮毛受邪，内舍于肺，肺气失宣，肺系不利，故鼻塞流涕，痰鸣喘嗽。寒袭于表，脉道紧束而拘急，故脉浮紧。寒邪直犯中阳，运化失职，则腹痛肠鸣，腹泻。寒主收引，经脉收缩而挛急，则见局部冷痛拘急。寒邪凝结，阳气不达四肢，则四肢厥冷。寒凝而阳气不能上荣于面，则面色苍白。阴寒内盛，津液未伤，故口淡不渴，或渴喜热饮，小便清长。舌苔白润，脉紧或沉迟有力为阴寒内盛之征。

案例3 肖某，男，32岁。患者于7月下旬工作途中头晕、烦闷、汗出、气粗、乏力、小便短涩，随之昏倒在地。就地休息后神识逐渐清醒。入院检查：体温40.5℃，神清面红，呼吸急促，口唇干燥，心率92次/分，心律齐，无杂音，两肺呼吸音稍增粗，舌红，苔薄黄少津，脉洪大。

（1）诊断：暑淫证。

（2）分析：该患者以暑天突然昏倒为主要表现，属于暑淫证之中暑。暑病有伤暑和中暑之别。伤暑感暑较轻，因暑热或暑湿侵袭人体而致，以烦热、口渴、汗出、疲乏等为主要表现。中暑是感暑较重，系因夏令在高温或烈日之下劳作过久，或处于气候炎热湿闷的环境，暑热或暑湿秽浊之邪猝中脏腑，热闭心神，或热盛津伤，引动肝风，或暑闭气机等所引起，以猝然昏倒，昏迷，不知人事，牙关紧闭，身热肢厥，气粗如喘，汗出或无汗，烦躁，口渴，抽搐等为临床特征。

（3）辨证要点：以夏月有发热，口渴喜饮，汗多，气短神疲，尿黄等表现为辨证要点。注意伤暑与中暑的鉴别，见表 6 - 1。

表 6 - 1　伤暑与中暑的鉴别要点

证型	病机	临床表现
伤暑	感受暑湿之邪，耗气伤津	纳呆呕恶，脘腹胀满，身热，汗多，口渴，小便短赤，舌红，脉虚数
中暑	暑热炽盛，闭阻神明，上扰清窍，耗气伤津	猝然昏倒，昏迷，抽搐，发热，口渴，汗出，呼吸急促，舌绛苔燥，脉大而虚或数

（4）相关知识：暑邪的性质与火热同类，但暑邪致病有严格的季节性，其病机、证候也与一般火热证有一定差别。暑为阳邪，具有炎热升散，耗气伤津，易夹湿邪等致病特点。暑性炎热升散，蒸腾津液，故见发热恶热，汗出，气急，尿黄等症；暑邪伤津耗气，则见口渴喜饮，气短神疲，脉虚数；暑夹湿邪，可见肢体困倦，苔白或黄；暑热上扰清窍，内灼神明，因而猝然昏倒；暑闭心神，引动肝风，则见昏迷惊厥；暑热炽盛，营阴受损，故见舌绛干燥，脉细数。

案例 4　王某，女，31 岁，工人。1 个月前外感而发热，头痛，头沉痛，咽喉肿痛，经服用银翘解毒片及红霉素等药后，头痛、咽喉肿痛症状缓解，但发热终未能尽除。诊时仍发热，体温 37.5℃，自觉午后为甚，伴头重如裹，胸闷，恶心欲呕，纳呆，舌质红，舌苔黄腻，脉象濡缓。

（1）诊断：湿淫证。

（2）分析：该患者以发热午后热甚、头重如裹为主要表现，属于湿淫证之外感湿热。湿为阴邪，其性重浊、黏滞、趋下，易阻滞气机。湿性重浊，湿邪停聚肌肤、筋骨、关节，气血不畅，则见头重如裹，肢体困重。湿邪黏滞，易阻滞气机，困遏清阳，故见胸闷。湿困脾胃，纳运升降失职，则见纳呆，恶心欲呕。舌质红，舌苔黄腻，脉象濡缓为湿热内盛之征。

（3）辨证要点：以困重，闷胀，酸楚，腻浊，脉濡缓或细为辨证要点。

（4）相关知识：湿证有外湿证和内湿证之分。外湿证病位偏重于肌表，以肢体困重、酸痛为主症，或见皮肤湿疹、瘙痒，或有恶寒微热等，由湿郁肌表，阻滞经气而致。内湿证多由饮食不节，劳倦内伤，致脾失健运，湿浊内生而成，以脘腹痞胀、恶心呕吐、便溏等症为主，病位偏重于内脏，因湿邪阻滞气机，脾胃纳运升降失职所致。然而，湿证之成，常是内外合邪而为病，故其证候亦常涉及内外。

案例 5　凌某，男，33 岁。5 天前外出归来，即感身热恶风，微咳无痰，未经治疗，2 天后咳嗽加重，咳时胸部震痛，偶尔咳出豆粒大黏痰，略带血丝，口鼻咽干燥，大便较干，舌尖红，苔薄白而干，脉浮数。

（1）诊断：燥淫证。

（2）分析：该患者以咳嗽痰少而黏为主要表现，属于燥淫证。燥邪性干燥，易伤津液，易伤肺脏。燥邪外侵，损伤肺津，肺失滋润，清肃失职，故见干咳少痰，痰黏难略。肺系失润，则见口燥咽干。燥邪伤津，津伤失润，故见大便干结，舌苔干燥等一派干燥少津之象。

（3）辨证要点：本证以干咳，口、鼻、咽、唇、皮肤干燥为辨证要点，多发于秋季。注意鉴别凉燥证与温燥证，见表6-2。

表6-2　凉燥证与温燥证的鉴别要点

证型	病机	临床表现
凉燥证	常发于深秋，寒燥袭于肺卫	头微痛，恶寒无汗，咳嗽咽干，脉浮
温燥证	常发于初秋，燥热迫于肺卫	身热有汗，口渴咽干咳嗽，苔黄，脉浮数

（4）相关知识：燥淫证有温燥和凉燥之分。温燥多见于初秋季节，因秋初气候尚热，炎暑未消，气偏于热，燥热迫于肺卫，故多伴见发热微恶风寒，少汗，舌干苔黄，脉象浮数等风热表证。凉燥多见于深秋季节，因秋令肃杀，气寒而燥，故除有干燥少津之症状外，尚见恶寒微发热，无汗，脉浮紧等类似于寒邪外束之表寒证候。

案例6　李某，男，30岁。主诉：四肢间断性出现红色斑片2个月余。患者自述在炼钢厂工作，近2个月身体出现斑片，欲出前先出现失眠、烦躁、汗出，将出时局部瘙痒，搔抓后斑疹很快遍及四肢，连接成片，皮肤发热，局部鼓起硕大红色水疱。待水疱渐下，局部皮肤色泽紫黑，逾月不愈。大便常干，3日1次已2年余。刻诊：双足踝处及小腿部红色丘疹成片，皮肤微肿，伴心烦，失眠，急躁，牙痛，面颊肿，大便已4日不解，脉数大有力，舌红，苔薄白微黄。

（1）诊断：火淫证。

（2）分析：火、热、温邪同属一类性质，仅有轻重之别。温为热之渐，火为热之极，故常有火热、温热并称。火、热、温邪为阳邪，其性燔灼迫急，伤津耗气，具有炎上、生风动血、易致疮疡的特点。火热为阳邪，其性燔灼，火热炽盛，充斥于外，故见壮热喜冷。火热上炎，则面红目赤。热扰心神，轻则烦躁，重则神昏谵语。邪热逼津外泄，可见汗多。热盛伤津，故口渴饮冷，大便秘结，小便黄赤。热盛动血，血液妄行，故见吐血、衄血。火热郁结不解，局部气血壅滞，肉腐血败，则发为痈肿疮疡。舌红绛，苔黄而干或灰黑干燥，脉洪滑数均为火热炽盛之象。

（3）辨证要点：本证以壮热，渴喜冷饮，出血，局部红肿热痛，舌红绛，苔黄而干，脉数有力等为辨证要点。

（4）相关知识：火淫证和阴虚证同属热证范畴，但有虚实之分。火淫证属实热证，以阳热之邪亢盛为主，具有发热较甚，病势较剧，脉洪滑数有力的特点。阴虚证属虚热证，因阴液不足，虚火内生所致，以低热，五心烦热，盗汗，两颧潮红，少苔或无苔，脉细数等为特征。

案例7　患者，男，37岁。患者自述受凉后出现高热（体温39.5℃），同时伴有咽痛，咳嗽时作，咳吐黄痰，恶心，呕吐，全身酸痛乏力，恶寒无汗，持续5天体温有增无减，最高达40.1℃。入院查：神清，精神尚好，咽部充血，扁桃体无肿大，双肺呼吸音粗，右肺底部可闻及少许细湿啰音，舌质红，苔薄白，脉浮数。血中性粒细胞计数

89%。胸片示右肺下野炎症。咽拭子检测结果为甲型 H1N1 流感病毒核酸阳性。

（1）诊断：疫疠。

（2）分析：本例病例诊断为甲型流行性感冒，属于中医疫疠的范畴。

（3）辨证要点：本证以传染性强、发病迅速、病情险恶为特点。

（4）相关知识："疫"，瘟疫的简称，指急性、流行性传染病。"疠"有极为毒烈之意。疫疠就是现代医学的传染病。本病证依具体疫疠之邪性质的不同而临床表现各有特点。

【实训小结】

本节重点对风淫证、寒淫证、暑淫证、湿淫证、燥淫证、火淫证、疫疠的四诊操作规范，以及病机分析、证候鉴别、临床辨证思维技能进行实训。

1. 外感之邪各有病因，所以其发病各具特点，临床应该加以辨识。

2. 风为阳邪，其性轻扬、开泄，善行数变，具有发病迅速，变化快，游走不定的致病特点。

3. 寒为阴邪，其性清冷、凝滞、收引，易伤阳气，阻碍气血运行。

4. 暑为阳邪，其性炎热，暑性升散，扰神伤津耗气，暑多夹湿。

5. 燥是秋天的主气。燥邪易损伤肺脏，多易伤津。燥邪所致的燥证常分凉燥和温燥两类。

6. 火邪是具有炎上、易伤津耗气、生风动血，且易扰动心神特点的邪气。

【思考与练习】

1. 内风证与外风证有何区别？

2. 风邪袭表证与风客肌肤证有何区别？

3. 寒淫证与虚寒证有何区别？

4. 中暑证与伤暑证有何区别？

5. 外湿证与内湿证有何区别？

6. 凉燥证与温燥证有何区别？

7. 火淫证与阴虚证有何区别？

8. 疫疠与一般外感病证在病因和发病特点上有何区别？

第二节 情志内伤辨证

【实训内容】

1. 情志内伤辨证各证的临床表现、辨证要点和病机分析。

2. 相似证的鉴别要点。

3. 情志内伤辨证各证的临床辨证思维。

【实训要求】

掌握过喜、过怒、过忧（悲）、过思、过恐（惊）伤及脏腑之后的临床特征及辨证要点。

【重点难点】

辨别七情致病的临床表现及其与内伤脏腑的关系。

【实训操作】

案例 1　李某，女，29 岁，工人。去年调薪资，因连升两级，欢喜若狂，设宴庆祝，当晚即通宵达旦未曾合眼，此后一直失眠已有年余，经中西药、针灸等多法治疗，均少效验。患者自去岁至今，每夜只能朦胧入睡 1～2 个小时，甚则数夜不能合眼，白天上班精神尚可，偶有倦意，饮食正常，二便调和，形体丰腴，面红赤，口苦，舌红，苔薄黄，脉弦稍数。

（1）诊断：过喜。

（2）分析：本例病例证属过喜伤心，心火内动。喜为心志，喜悦时人体气血运行加速，面色红润，御寒能力、抗病能力提高。但过喜这一异常情志可损伤心，常出现心慌、心悸、失眠、多梦、健忘、汗出多、胸闷、头晕、头痛、心前区疼痛，甚至神识错乱、喜笑不休、悲伤欲哭、多疑善虑、惊恐不安等症状，可导致一些精神、心血管方面的疾病发生，严重者还可危及生命。

（3）辨证要点：本证以外因导致过喜之后心的相关功能出现异常为特点。

（4）相关知识：常见临床表现为喜笑不休，心神不安，精神涣散，思想不集中，甚则语无伦次，举止失常，肢体疲软，脉缓等。

案例 2　哈某，女，56 岁。4 个月前因家务纠纷，气愤恼怒，以致胁脘疼痛，周期性加剧而住入某医院。经造影拍片等多项检查无异常。其痛大作时，止痛剂尚难奏效。现症见右胁痛隔日大作，苦不欲生，吟声不断，面色发白，体瘦如柴，语声低微，纳呆，舌暗紫少苔，脉涩。

（1）诊断：过怒。

（2）分析：本例病例为过怒伤肝，导致肝郁气滞，瘀血阻络。大怒、过怒易伤肝，表现为肝失疏泄，肝气郁积，肝血瘀阻，肝阳上亢等病证。可以出现胸胁胀痛，烦躁不安，头昏目眩，面红目赤，有的则会出现闷闷不乐，喜太息，嗳气，呃逆等症状。

（3）辨证要点：本证以外因导致过怒之后肝的相关功能出现异常为特点。

（4）相关知识：常见临床表现为烦躁多怒，胸胁胀闷，头胀头痛，面红目赤，眩晕，或腹胀，泄泻，甚至呕血，发狂，昏厥，舌红苔黄，脉弦劲有力。

案例 3　李某，女，53 岁，退休职工。神情呆滞，沉默寡言，由女陪侍来诊。代诉头晕气短，纳呆疲乏，易悲而落泪。病起 5 年，甚时卧床不起，生活需人侍候，在多家医院行病理检查未见阳性征象，中西药治疗乏效，苔薄腻，脉细缓。查情志之由，缘因丈夫脾气暴躁，在家多有委屈，小女更于 6 年前早逝，悲伤不已，日久身体每况愈下。

（1）诊断：过忧（悲）。

（2）分析：本例病例诊断为过忧，过忧伤肺，以及于脾。忧（悲）为肺志，忧（悲）伤肺。人在长期过于悲伤忧愁时，可使肺气受损，出现易于感冒、咳嗽、气短乏力等症状。往往同时伤及肝、脾，出现肝气不舒、脾运失常的症状，包括善太息、胸闷胁胀、纳呆食少等。

（3）辨证要点：本证以外因导致过忧（悲）之后肺的相关功能出现异常为特点。

（4）相关知识：临床常见情志抑郁，忧愁不乐，表情淡漠，胸闷胁胀，善太息，倦怠乏力，易感冒，纳谷不馨，腹胀，脉沉等。

案例 4　赵某，男，30 岁。心悸、乏力 1 年。患者近 10 年因工作压力大，常出现食少、乏力，近 1 年经常无明显原因出现心悸、紧张，伴有全身乏力，手心汗出，平日遇事思虑重，好担心。舌淡白，苔薄白，脉弱数。

（1）诊断：过思。

（2）分析：本例病例为过思伤脾，心脾两虚之证。思则气结，思虑过度，最易损伤脾胃，天长日久，脾运失常，就会引起消化、吸收障碍而食不甘味，甚至不思饮食。气血乏源，则疲劳乏力，不能养心，心神失养而心悸。

（3）辨证要点：本证以外因导致过思之后脾的相关功能出现异常为特点。

（4）相关知识：临床常见头晕目眩，怔忡，健忘，食欲不振，腹胀便溏，形体消瘦，失眠多梦等。

案例 5　张某，女，46 岁。患者的丈夫和儿子遭遇重大事故 24 小时后尚无音信，患者当时精神不安而昏倒。后丈夫、爱子安然无恙，重逢后患者精神好转，喜悦之情溢于言表，同时进食甚多。然此后却胸中空虚，易惊悸、乏力、头晕，夜寐不宁，月经停止，惊恐之征仍在，惶惶然不可终日。医生诊断后告之全身器官均无器质性病变，系惊吓过度，植物神经功能紊乱，休息、调养或外出旅游散心，自可痊愈。患者遵嘱而为，但半年后，病情丝毫不减，有时反而有一两症状较前更为严重。

（1）诊断：过恐（惊）。

（2）分析：本例病例诊断为过恐伤肾。恐（惊）为肾志，过恐伤肾。惊恐过度会使得肾气下陷，导致二便失禁，遗精滑泄，月经不调等症状，严重的惊恐还会导致人的死亡。

（3）辨证要点：本证以外因导致过恐之后肾的相关功能出现异常为特点。

（4）相关知识：惊则气乱、恐则气下，很多时候惊恐难以截然分开。突然遭遇到非常事变，导致精神上的猝然紧张，诸如骤遇险恶，突临危难，目击异物，耳听巨响等，都可导致惊吓。突受惊吓而当场目瞪口呆，手足无措，心跳加快，发生惊悸，其因是心气逆乱，心血受损，导致心无所倚，神无所归，过于恐惧，则可致肾气不固，气陷于下。

【实训小结】

本节重点对过喜、过怒、过忧、过思、过恐的四诊操作规范，以及病机分析、证候鉴别、临床辨证思维技能进行实训。

1. 七情致病多由内生，各有病因，所以其发病各具特点，临床应该加以辨识。

2. 七情作为致病因素，有别于六淫之邪从口鼻或皮毛入人体，而是直接影响有关的脏腑而病，情志因素不仅可以直接导致多种疾病的发生，而且对所有疾病的转归起着重要作用。

3. 七情致病，直接影响相应的内脏，使脏腑气机逆乱，气血失调，从而导致各种病证的发生。情志太过之时，则损伤五脏，怒伤肝，喜伤心，思伤脾，悲忧伤肺，恐惊伤肾。

【思考与练习】

1. 过喜之证如何以情治情？

2. 过怒之证如何以情治情？

3. 过忧之证如何以情治情？

4. 过思之证如何以情治情？

5. 过恐之证如何以情治情？

第三节　食积劳伤辨证

【实训内容】

1. 食积劳伤辨证各证的临床表现、辨证要点和病机分析。

2. 相似证的鉴别要点。

3. 食积劳伤辨证各证的临床辨证思维。

【实训要求】

掌握伤食、劳神过度、劳力过度、房劳过度、过逸的临床特征及辨证要点。

【重点难点】

辨别不同类型过劳伤身的临床表现和特征。

【实训操作】

案例1　靳某，男，9个月。患儿7个月断奶。2天前因喂米粉后加喂米饭，当晚睡卧不宁，时而啼叫，次日出现发热阵作，以手足心、后枕灼热为主，伴乳食不进，大便稀溏臭秽，经当地肌注抗生素治疗，发热不减，前来就诊。刻下：发热阵作，午后加重，伴纳呆腹胀，躁动不安，哭闹异常之症。查：神情躁动，面色微红，口唇红而干，口鼻气热，手足心、后枕、腹部灼热，体温38.5℃，舌淡尖红，苔心厚而微黄，指纹紫滞。

（1）诊断：过食伤。

（2）分析：本例病例诊断为食积发热，证属食积肠胃证，宜消食清热。小儿食积的病因主要是乳食内积，损伤脾胃。病机为乳食不化，停积胃肠，脾运失常，气滞不行，郁而发热。

（3）辨证要点：本证以脘腹胀满、纳呆厌食、吞酸嗳腐、大便腐臭、舌苔厚腻为特点。

（4）相关知识：食积可分为伤乳和伤食。伤于乳者，多因哺乳不节，食乳过量，或乳液变质，冷热不调，皆能停积脾胃，壅而不化，成为乳积。伤于食者，多因饮食喂养不当，偏食嗜食，饱食无度，杂食乱投，生冷不节，食物不化，或过食肥甘厚腻等不易消化之物，停聚中焦而发病。正所谓"饮食自倍，肠胃乃伤"。乳食停积中焦，胃失和降，则呕吐酸馊不消化之物，脾失运化，升降失常，气机不利，出现脘腹胀痛，大便不利，臭如败卵，或积滞壅塞，腑气不通，而见腹胀腹痛，大便秘结之症状。此属乳食内积之实证。食积日久，损伤脾胃，脾胃虚弱，运纳失常，复又生积，此乃因积致虚。亦有先天不足，病后失调，脾胃虚弱，胃不腐熟，脾失运化，而致乳食停滞为积，此乃因虚致积。二者均为脾虚夹积、虚中夹实之候。

案例2　王某，女，40岁，居广州。长期生活工作操劳，休息不足，纳食量少，于2012年春节后，又忙于工作事务，出现失眠、心悸而来就诊。刻下：患者失眠，偶有心悸，月经量少，食量较少，二便可，心电图未见明显异常，舌淡脉细。

（1）诊断：过劳伤（劳神过度）。

（2）分析：本例病例诊断为过劳伤中的劳神过度。属劳神过度而致心脾两虚。

（3）辨证要点：本证以长期劳神而出现心悸头晕、纳呆腹胀、消瘦等为特点。思虑过度，劳伤心脾，运化无力，故纳食量少。心血不足，心神失养，故失眠、心悸。气血生化不足而月经量少，舌淡脉细为血虚之征。故患者目前为劳神过度而致心脾两虚。

（4）相关知识：劳伤，指过度劳累，古称劳倦。包括劳力过度、劳神过度和房劳过度三个方面。劳神过度主要指长期思考，用脑过度，劳伤心脾，损伤肝血。《三因极一病证方论·五劳证治》说："以其尽力谋虑则肝劳，曲运神机则心劳，意外致思则脾劳。"《景岳全书·论虚损病源》说："思本乎心，经曰：心怵惕思虑则伤神……然思生于心，脾必应之，故思之不已则劳伤在脾。经曰：思伤脾。又曰：思则心有所存，神有所归，正气留而不行，故气结矣。凡此为病，气结则噎膈，为呕吐，而饮食不能运，食不运则血气日消，肌肉日削，精神日减，四肢不用，而生胀满、泄泻等证，此伤心脾之阳也。夫人孰无思，而苦思难释，则劳伤至此。"心主血藏神，肝藏血，脾主运化，故思虑劳神过度，可使心血暗耗，肝的阴血受损，脾失健运，气血化生不足，出现心悸、心烦、失眠、多梦、头晕、健忘、纳呆、腹胀，或呕吐、泄泻。久则出现血气日消，肌肉消瘦，神疲，四肢无力等。

案例3　李某，男，40岁。眩晕、阳痿2年，加重1个月。自诉青年时期尚能节制房事，步入中年开始恣情纵欲，有时每日行房达3次。初发阳痿时靠药物维持房事，近2年诸药无效，妻子抱怨，进而出现眩晕，由家人搀扶来诊。血压100/65 mmHg，心率88

次/分，心律齐，面色㿠白，神疲倦怠，眩晕欲仆，无恶心及呕吐，阳事不举，畏寒肢冷，腰膝酸软，舌淡胖，苔薄白，脉沉细。

（1）诊断：过劳伤（房劳过度）。

（2）分析：木例病例诊断为房劳过度导致肾精亏虚，命门火衰。房劳过度，伤及肾精，肾精虚于下，脑髓失养，则发眩晕，神疲易累。命门火衰，肾阳不足，而畏寒肢冷，阳事不举，面色㿠白。舌淡胖、脉沉细为阳虚之象。

（3）辨证要点：本证以房劳过度之后出现腰膝酸软、神疲、眩晕等为特点。

（4）相关知识：房劳过度主要指房事不节（包括性生活过于频繁及过度手淫），使肾精亏损。《景岳全书·论虚损病源》说："色欲过度者，多成劳损……精强神亦强，神强必多寿；精虚气亦虚，气虚必多夭。"又说："设禀赋本薄，而且恣情纵欲，再伐后天，则必成虚损。"由此可见，房劳过度，特别是禀赋薄者及早婚者，常致虚损证，精气神不葆，导致早衰而夭。一般表现为腰膝酸软，头晕耳鸣，神疲乏力，健忘，消瘦，或性功能减退，阳痿，早泄，遗精，滑精，不育，或白淫，闭经，崩漏，不孕等。

【实训小结】

本节重点对过食伤、劳神过度、房劳伤的四诊操作规范，以及病机分析、证候鉴别、临床辨证思维技能进行实训。

1. 食积可分为伤乳和伤食。前者为母乳喂养不当，后者为因饮食不当损伤脾胃所致病证。

2. 劳伤，指过度劳累，古称劳倦。包括劳力过度、劳神过度和房劳过度三个方面。

（1）劳力过度：主要指体力劳动负担过重（包括剧烈运动），时间过长，得不到应有的休息，积劳成疾。

（2）劳神过度：主要指长期思考用脑过度，劳伤心脾，损伤肝血。

（3）房劳过度：主要指房事不节（包括性生活过于频繁、早婚及手淫），使肾精亏损。

【思考与练习】

1. 过食伤的病性属于虚证还是实证？
2. 劳神过度的起病原因和病程特点是怎样的？
3. 房劳过度的起病原因和病程特点是怎样的？

第七章　气血津液辨证临床技能实训

气血津液是脏腑正常生理活动的产物，受脏腑支配，同时它们又是人体生命活动的物质基础，一旦气血津液发生病变，不仅会影响脏腑的功能，亦会影响人体的生命活动。反之，脏腑发生病变，必然也会影响气血津液的变化。气血津液辨证可分为气病辨证、血病辨证、津液病辨证、气血同病辨证。

第一节　气病辨证

【实训内容】

1. 气病辨证各证的临床表现、辨证要点和病机分析。
2. 相似证的鉴别要点。
3. 气病辨证各证的临床辨证思维。

【实训要求】

掌握气虚证候、气陷证候、气滞证候、气逆证候的临床特征及辨证要点。

【重点难点】

辨别不同气病的临床表现。

【实训操作】

案例1　高某，女，50岁。咳喘反复发作5年，经常自服止咳平喘药对症治疗。近1个月来咳喘又发，现咳喘无力，少气短息，动则尤甚，咳痰清稀，头晕目眩，神疲乏力，自汗，舌淡，苔白，脉弱。

（1）诊断：气虚证。

（2）分析：该患者由于久咳伤气，现成气虚证。肺气不足，脏腑组织功能减退，故少气懒言，神疲乏力；气虚则清阳不升，头目失养，故头晕目眩；气虚则毛窍疏松，肌表不固，故自汗；劳则气耗，使气更衰，故活动时诸症加剧；气虚无力鼓动血脉，血不上荣于舌，故见舌淡；运血无力，故脉虚无力。

（3）辨证要点：以乏力，声音低微，少气懒言，动则加重为辨证要点。

（4）相关知识：气虚证是指全身或局部气的减少，而导致脏腑组织功能减退的证候，多由久病体虚、劳累过度，年老体弱、营养不足等原因引起。气是人生命活动的动力，气盛则脏腑功能旺盛，气衰则脏腑功能减退。所以气虚以全身功能活动低下的表现为特点。

案例2　刘某，男，42岁。该患者素体瘦弱，近2年来经常神疲乏力，食少，胃脘部坠胀不适，1个月前上症状加重而来就诊。现胃脘部坠胀不适，食后尤甚，少气倦怠，纳食减少，大便溏薄，舌淡苔白，脉缓弱。

（1）诊断：气陷证。

（2）分析：该患者为气陷证，以内脏坠胀或下垂为审证关键。本证多由气虚证进一步发展而来，故见头晕眼花，少气倦怠；脾气不升，清阳下陷，则大便溏薄；正气不足，升举无力，则导致内脏下垂，见胃脘部坠胀不适；舌淡苔白、脉弱皆为气虚之象。

（3）辨证要点：以坠胀、内脏下垂、兼有气虚为辨证要点。

（4）相关知识：机体脏腑位置的稳定及功能正常与否，与人体中气的盛衰有关。如素体禀赋不足，或年老元气亏虚，或饮食不节，思虑伤脾，或劳累过度，或妇女胎产过多，则会损伤中气，致使中气升举无力，而反下陷，形成气陷证。

案例3　李某，女，31岁，公司职员。平素嗜食辛辣刺激食物，1个月前与家人发生口角，情志不舒，此后常出现上腹部胀痛，两胁不舒，心烦善太息，嗳气频作，饮食欠佳，呕逆酸苦，时有胃脘部烧灼感，大便不爽，舌红，苔薄白，脉弦。

（1）诊断：气滞证。

（2）分析：该患者为情志不舒引起的气滞证。情志不畅，致肝气不舒，故两胁不适，善太息，肝气犯胃，胃气不降而嗳气频作，饮食不佳，肝胃郁热，故胃中烧灼，泛酸，舌红为热象，脉弦为气滞之征。

（3）辨证要点：以局部闷胀疼痛为辨证要点。

（4）相关知识：气滞证是指某一脏腑或某一部位气机阻滞、运行不畅所表现出的证候。引起气滞的原因很多，如情志不舒，饮食失调，感受外邪，或外伤闪挫等，均可引起气机阻滞。此外，痰饮、瘀血、宿食、蛔虫、沙石等病理物质的阻塞，也可使气的运行发生障碍而致气滞。阳气虚弱，阴寒凝滞，亦可使脏腑经络之气机不畅，而成气滞。由于气滞的病因不同，部位各异，故其证候的表现有各自特点，临床常见的有肝气郁滞证、胃肠气滞证、肝胃气滞证等。

案例4　孔某，男，45岁。咳嗽、气喘已20余天，经化验检查，未发现异常，自服西药治疗，不见明显好转。刻下症状：咳嗽，气喘，胸闷，夜间不能平卧，咽干，咳嗽严重时伴有干呕，大便干燥难解，舌红，脉数。

（1）诊断：气逆证。

（2）分析：该患者为气逆证中的肺气上逆。肺主宣发肃降，肺气上逆，则会出现咳嗽、气喘、胸闷。肺气上逆严重，引发胃气上逆，则出现干呕。引起肺气上逆的原因多种多样，此病例还表现为便干、舌红、脉数，均为肺热之征。

（3）辨证要点：以咳嗽、气喘、呕逆、嗳气等为辨证要点。

（4）相关知识：气逆是指气的升降失常，气机逆而不顺的病理变化。升降出入是气的基本运动形式，具有一定的规律性。升已而降，降已而升，升降相因，动态平衡，是维持正常生理活动所必须的条件。

【实训小结】

本节重点对气虚证、气陷证、气滞证、气逆证的四诊操作规范，以及病机分析、证候鉴别、临床辨证思维技能进行实训。

1. 气血津液的病变，是与脏腑密切相关的。气血津液辨证应与脏腑辨证互相参照。

2. 气的升降，是由各脏腑的机能活动共同完成并协调一致的。如果脏腑受到损伤，机能紊乱，则气的升降运动就会失去原有的规律，从而出现气机升降出入失常的改变。从脏腑功能而言，则与肺胃肝关系尤为密切。

【思考与练习】

1. 气虚证、气陷证、气滞证、气逆证的辨证要点是什么？

2. 气陷证与气虚证的关系是怎样的？

3. 气滞证与气逆证的关系是怎样的？

4. 肺气、胃气、肝气上逆的表现是怎样的？

第二节　血病辨证

【实训内容】

1. 血病辨证各证的临床表现、辨证要点和病机分析。

2. 相似证的鉴别要点。

3. 血病辨证各证的临床辨证思维。

【实训要求】

掌握血虚、血瘀、血热、血寒的临床特征及辨证要点。

【重点难点】

辨别不同血病的临床表现。

【实训操作】

案例1　李某，女，45岁。心悸2个月。患者近2个月出现心悸、失眠、头晕、眼花，心电图显示频发室早，偶感手足发麻，形体消瘦，面色发白，纳少，舌淡白，苔薄白，脉细。

（1）诊断：血虚证。

（2）分析：该患者为血虚证。人体脏腑组织，赖血液之濡养，血盛则肌肤红润，体壮身强，血虚则肌肤失养，面唇、爪甲、舌体皆呈淡白色。血虚脑髓失养，睛目失滋，所以头晕眼花。心主血脉而藏神，血虚心失所养则心悸，神失滋养而失眠。经络失养致手足发麻。脉道失充则脉细无力。

（3）辨证要点：以面色淡白或萎黄，头晕眼花，心悸失眠，舌淡脉细为辨证要点。

（4）相关知识：引起血虚的原因：一是失血过多，新血一时未及补充；二是生血不足，如脾胃运化功能减退，或进食营养不足，或是肠道有寄生虫，耗吸营养，缺乏食物精微，以致生血无源；三是思虑劳神太过，以致阴血暗耗；四是瘀血阻塞脉络，引起新血生化障碍，或造成某些局部供血不足；五是久病、大病等，伤精耗气，化血之源枯竭。

案例2 李某，男，50岁。6年前头部外伤，当即昏倒，神识不清约半小时，醒后觉头昏头胀，头痛，时轻时重，有时头痛如劈如刺，不能安寐，舌边有紫斑，苔薄白，脉弦。

（1）诊断：血瘀证。

（2）分析：该患者为外伤后引起的血瘀证。瘀血停于头部，故头痛如劈如刺，不能安寐，舌有紫斑也是瘀血之征。

（3）辨证要点：以刺痛、肿块、出血、皮肤黏膜等组织紫暗、脉涩等为辨证要点。

（4）相关知识：形成瘀血的原因：一是外伤、跌仆及其他原因造成的体内出血，离经之血未能及时排出或消散，蓄积而为瘀血；二是气滞而血行不畅，或是气虚而推运血行无力，以致血脉瘀滞，形成瘀血；三是血寒而使血脉凝滞，或是血热而使血行壅聚或血液受煎熬，以及湿热、痰火阻遏，脉络不通，导致血液运行不畅而形成瘀血。瘀血在体表者，常呈青紫色包块；瘀血凝聚局部，日久不散，便成肿块，紫色主瘀，肿块在肌肤组织之间者，可见青紫色；疼痛状如针刺刀割，痛处不移而固定，在腹内者，可触及较坚硬而推之不移的肿块（称为癥积），出血反复不止，色紫暗或夹有血块，或大便色黑如柏油状，可见面色黧黑，或唇甲青紫，或皮下紫斑，或肌肤甲错，或腹部青筋显露，或皮肤出现丝状红缕（皮肤显露红色脉络），或下肢筋青胀痛，妇女可见经闭。

案例3 李某，女，26岁。月经过多1年。患者自13岁月经初潮以来周期正常，近1年出现月经过多，平时伴有心烦、口渴、眠差、面部痤疮，舌质鲜红，脉滑数。

（1）诊断：血热证。

（2）分析：该患者为血热证。血热逼血妄行，故表现为月经过多。火热炽盛于上，则见面部痤疮。热邪灼伤津液，故口渴。火热扰心神则心烦。舌鲜红，脉滑数，皆为实热之象。

（3）辨证要点：以各种出血加热象为辨证要点。

（4）相关知识：血分火热炽盛，有内伤外感之别。此处所指血热主要为内伤杂病，多由情志不遂、气郁化火，或嗜酒无度、过食辛辣，或房劳过度、阴亏火旺，侵扰血分所致。在外感热病辨证中，有热入血分的血分证，亦是指血热，但于此处所指的血热在概念上不同。外感热病之血热，详见卫气营血辨证。

案例4　王某，女，25岁。初潮14岁，月经一直超前2~3天，色量俱正常，无血块，每次持续6~7天，腹无苦，有时腰痛。近3年月经错后10天，经期常为10天左右。月经初行1~4天时色如酱，以后始转暗红而不鲜，有时有块，少腹冷痛，得温缓解，平时手凉，患者面色无华，舌质较淡，无苔，脉沉迟，右尺独显微涩。

（1）诊断：血寒证。

（2）分析：该患者为血寒证。寒为阴邪，其性凝敛，寒邪客于血脉，则使气机凝滞。血行不畅，故见手足或少腹冷痛。血得温则行，得寒则凝，所以喜暖怕冷，得温痛减。寒凝胞宫，经血受阻，故经期推迟，色暗有块。舌紫暗，脉沉迟涩，皆为寒邪阻滞血脉，气血运行不畅之征。

（3）辨证要点：本证以手足局部疼痛，肤色紫暗为辨证要点。

（4）相关知识：血寒证常由感受寒邪引起。

【实训小结】

本节重点对血虚、血瘀、血热、血寒的四诊操作规范，以及病机分析、证候鉴别、临床辨证思维技能进行实训。

1. 血虚的人肤色发黄、口唇色淡、毛发无光泽；血瘀常导致肤色口唇晦暗、皮肤毛发干燥；血热则导致皮肤油腻粗糙、易生痤疮等；血寒则面青白，四肢冰冷，女性行经时四肢无力。

2. 在上述症状基础上，注意血虚、血瘀、血热、血寒证候的意义和辨证要点。

【思考与练习】

1. 血虚证、血瘀证、血热证、血寒证的辨证要点是什么？
2. 血虚证与气虚证临床表现的区别是怎样的？
3. 不同部位的血瘀证分别表现为什么症状？
4. 血热证的辨证要点是什么？
5. 血寒证的辨证要点是什么？

第三节　津液病辨证

【实训内容】

1. 津液病辨证各证的临床表现、辨证要点和病机分析。
2. 相似证的鉴别要点。
3. 津液病辨证各证的临床辨证思维。

【实训要求】

掌握津液不足证、水肿、痰证、饮证的临床特征及辨证要点。

【重点难点】

辨别不同类型水液停聚的临床表现和病机。

【实训操作】

案例1 蒋某，男，28岁。患者夏秋之日在外劳作几周，回乡后口唇干裂起皮，咽干咳嗽，大便干结难出，感觉精神疲乏。刻诊：肌肤、口唇干燥，脉弦细而数，舌色红，满舌裂纹，苔剥。

（1）诊断：津液不足证。

（2）分析：该患者为津液不足证。津液有滋润肌肤，濡润孔窍的作用，津液亏少则使皮肤、口唇、舌咽失去濡润滋养，故呈干燥不荣之象。津液亏则不能濡润大肠，而致便干。舌红有裂纹、苔剥、脉象细数皆为津亏内热之象。

（3）辨证要点：本证以皮肤、口唇、舌咽干燥及便干为辨证要点。

（4）相关知识：津液不足证又称津亏、津伤。是指由于津液亏少，全身或某些脏腑组织器官失其濡润滋养作用所出现的，以燥化为特征的证候，由于津液不足多从燥化，故又属内燥证的范畴。津液不足的形成，有生成不足与丧失过多两方面的原因。脾胃虚弱，运化无权，致津液生成减少，或因饮水过少，脏气虚衰，津液生成不足而形成本证。燥热灼伤津液，或汗、吐、下及失血等，均能造成津液丧失过多，津液不足的证候。

案例2 李某，女，53岁。反复身肿3年，复发1个月。患者3年前被诊断患有"肾小球肾炎"，3年来一直接受药物及透析治疗。1周来症见面浮身肿，腰以下甚，按之凹陷不起，尿量每日在600mL左右，伴见腰膝冷痛，四肢厥冷，畏寒神疲，面色㿠白，舌质淡胖，苔白滑，脉沉迟无力。

（1）诊断：水肿（阴水证）。

（2）分析：该患者为水肿之阴水证。本证以发病较缓，足部先肿，腰以下肿甚，按之凹陷不起为辨证要点。肾主水，患者肾阳不足，下焦水湿泛滥而为阴水。阴盛于下，故水肿起于足部，并以腰以下为甚，按之凹陷不起。腰为肾之府，肾虚水气内盛，故腰膝冷痛。肾阳不足，命门火衰，不能温养肢体，故四肢厥冷，畏寒神疲。阳虚不能温煦于上，故见面色㿠白。舌淡胖，苔白滑，脉沉迟无力，为肾阳亏虚，寒水内盛之象。

（3）辨证要点：以为眼睑、头面或下肢、全身浮肿为辨证要点。

（4）相关知识：水肿是全身气化功能障碍的一种表现，与肺、脾、肾、三焦各脏腑密切相关。依据症状表现不同而分为阳水、阴水两类，常见于肾炎、肺心病、肝硬化、营养障碍及内分泌失调等疾病。发病较急，水肿性质属实者，称为阳水，多为外感风邪，或水湿浸淫等因素引起。发病较缓，水肿性质属虚者，称为阴水，多因劳倦内伤，脾肾阳衰，正气虚弱等因素引起。

案例3 章某，男，68岁。代诉：记忆力下降，反应迟钝，肢体麻木，动作迟缓，转身要别人帮助，顽固性失眠 10 余年，每日入夜须服用安眠药 2 片，语言欠清晰，不能独自长距离行走等。脑电图、心电图、CT 检查未有异常状况。精神病医院检查为老年性痴呆症。患者左手发抖，表情淡漠，多痰，舌苔白厚腻，脉滑。

（1）诊断：痰证。

（2）分析：该患者所患为痴呆，属于痰证。痰迷心神，则见失眠，言语不清。痰停经络，气血运行不利，可见肢体麻木，动作迟缓。痰浊蒙蔽清窍，清阳不升，则健忘，反应迟钝。苔白腻、脉滑皆痰湿之征。

（3）辨证要点：以吐痰或咳痰、苔腻、脉滑为辨证要点。

（4）相关知识：痰证是指水液凝结，质地稠厚，停聚于脏腑、经络、组织之间而引起的病证。常由外感六淫、内伤七情，导致脏腑功能失调而产生。本证临床表现多端，所以古人有"诸般怪证皆属于痰"之说。在辨证上除掌握不同病变部位的特有症状外，一般可结合下列表现作为判断依据。吐痰或呕吐痰涎，或神昏时喉中痰鸣，或肢体麻木，或见痰核，苔腻，脉滑等。痰阻于肺，宣降失常，肺气上逆，则咳嗽咳痰。痰湿中阻，气机不畅，则见脘闷、纳呆、呕恶等。痰浊停聚于局部，则可见瘰疬、瘿瘤、乳癖、痰核等。

案例 4　鲁某，男，55 岁。胸痛，气喘持续 21 日，咳嗽，气喘不能平卧，1 周前在门诊诊为"右侧胸膜炎，大量积液"。先后拍胸片 2 次，第 1 次抽胸水 900mL，3 天后第 2 次抽胸水，抽出 1200mL，随抽随长。入院后继用中西药治疗，气喘、咳嗽减轻。

（1）诊断：饮证。

（2）分析：该患者为饮证之饮停胸胁。饮邪停于胸胁，气机受阻，络脉不利，故胸痛。水饮上迫于肺，肺气不利，故气息咳嗽，气喘不能平卧。咳唾时牵引胸胁，故咳唾时痛甚。舌苔白滑、脉弦均为痰饮内停之象。

（3）辨证要点：不同部位的饮证有其各自的辨证要点。饮留胃肠证，胃肠有水声、脘腹胀满为辨证要点；饮停于肺证，喘咳、吐清稀泡沫痰为辨证要点；饮停心包证，胸闷心悸、气短不得卧为辨证要点；饮停胸胁证，胸胁胀闷疼痛、肋间饱满、胸闷息促、咳唾引痛为辨证要点。鉴别诊断见表 7-1。

表 7-1　不同饮证的鉴别要点

种类	病因、病位	临床表现	舌象	脉象
饮停心包（支饮）	饮邪停于心包，阻遏心阳，阻滞气血运行	胸闷，心悸，气短不得卧	苔滑	脉弦或滑
饮停胸胁（悬饮）	水饮停于胸胁，流注肋间	肋间饱满，胸闷息促，咳唾引痛		
饮停胃肠（痰饮）	脾胃受损，水饮留滞于胃肠	脘腹痞胀，泛吐清水，胃肠有水声		
饮停四肢关节（溢饮）	饮邪流行，溢于四肢	身体、肢节疼痛，当汗出而不汗出		
饮邪客肺	饮邪壅阻于肺，肺失宣降	喘咳，喉间哮鸣声，吐清稀泡沫痰		

（4）相关知识：饮证主要以饮停心肺、胃肠、胸胁、四肢的病变为主。

【实训小结】

本节重点对津液不足证、水肿、痰证、饮证的四诊操作规范，以及病机分析、证候鉴别、临床辨证思维技能进行实训。

水、湿、痰、饮等病理产物的形成多因肺、脾、肾、三焦、膀胱、肌肤腠理等的气化、输布、运行、排泄功能失调，水液不归正化，要注意区分不同病理产物的性质与临床表现上的区别。

【思考与练习】

1. 津液不足证、水肿、痰证、饮证的辨证要点是什么？
2. 津液不足证与阴虚证的区别是怎样的？
3. 阴水证与阳水证的区别是怎样的？
4. 痰证与饮证的病机、临床表现有哪些区别？
5. 饮邪停于不同部位的表现分别是怎样的？

第四节　气血同病辨证

【实训内容】

1. 气血同病辨证各证的临床表现、辨证要点和病机分析。
2. 相似证的鉴别要点。
3. 气血同病辨证各证的临床辨证思维。

【实训要求】

掌握气滞血瘀、气虚血瘀、气血两虚、气不摄血、气随血脱证的临床特征及辨证要点。

【重点难点】

注意气与血的内在关系和气血同病各证之间的异同点。

【实训操作】

案例1 姜某，女，33岁。患者每于经前或经期小腹疼痛。平素脾气较急躁，今天正值经行第1天，症见小腹胀痛拒按，经血量少，行而不畅，血色紫暗有块，块下痛暂减，乳房胀痛，胸闷不舒，舌质紫暗，脉弦。

（1）诊断：气滞血瘀证。

（2）分析：该患者为气滞血瘀引起的痛经。肝主疏泄而藏血，具有条达气机，调节情志的功能,情志不遂可使肝气郁滞,疏泄失职,故乳房胀痛,胸闷不舒。气为血帅,肝郁气滞,日久不解,必致瘀血内停,阻碍经血下行,故小腹胀痛拒按,且瘀血下则痛得减。舌质紫暗,为瘀血内停之征,脉弦为气滞之象。

(3)辨证要点:以肝经循行部位的胀闷、窜痛、攻痛,或痞块、刺痛、舌紫暗及脉涩等为辨证要点。

(4)相关知识:本证是气机郁滞而致血行瘀阻所出现的证候,多由情志不舒或外邪侵袭,引起肝气久郁不解所致。其所表现出来的症状,一为气滞,一为血瘀,两者并见。

案例 2　王某,女,38 岁,工人。因身出紫斑 6 个月就诊。患者身出紫斑,尤以下肢为著,稍有碰撞即出现瘀斑。查血小板偏低,诊断为"血小板减少性紫癜"。适值月经方净,双下肢见瘀斑,面色少华,神倦纳呆,舌淡紫,脉细涩偏弱,平素月经期偶感腹痛。

(1)诊断:气虚血瘀证。

(2)分析:该患者为气虚血瘀证。面色少华、神倦纳呆、脉弱为气虚之象。气行血方行,气虚推动无力则血行不畅而成瘀,故而皮下瘀斑、经期腹痛。舌淡、脉弱为虚象,舌紫、脉涩为瘀象。

(3)辨证要点:以气虚和血瘀的表现并见为辨证要点。

(4)相关知识:本证是既有气虚之象,同时又兼有血瘀病证。多由久病气虚,运血无力,渐致瘀血内停所致。病性属虚中夹实,以气虚与血瘀证候同时并见为特点。由于各种原因导致脏腑气机衰减,气虚推动无力,血行不畅而瘀滞。如面色淡白,身倦乏力,少气懒言,皆为气虚之征。瘀血内阻,不通则痛,可见疼痛如刺,拒按不移。血行缓慢,瘀阻络脉,可见面色晦滞。气虚舌淡,沉脉主里,涩脉主瘀,或舌有瘀斑,均为气虚血瘀之象。

案例 3　赵某,女,35 岁,工人。素体薄弱,日前工作加班,劳累 1 周,今日晨起后感到头晕目眩,眼前昏黑,面色淡白,追问既往,常有心悸失眠,神疲乏力,偶有气短,月经量少。舌淡,苔薄白,脉细弱。

(1)诊断:气血两虚证。

(2)分析:该患者素体不足,刻下既有气虚表现,又有血虚表现,为气血两虚证。气虚推动无力,故见神疲乏力,气短。气血不足,血海失充,则见月经量少。气血不足,头目清窍失养,则头晕目眩,面色淡白。心神失养而失眠心悸。舌淡、脉细弱均为气血不足之象。

(3)辨证要点:以气虚证与血虚证的表现并见为辨证要点。

(4)相关知识:本证既有气虚之象,又有血虚表现。多由久病不愈,耗伤气血,或先有血虚无以化气所致。少气懒言,神疲乏力,自汗,脉弱等是气虚的主要表现。面色萎黄或淡白,舌淡,脉细等是血虚的主要表现。在辨证时,除掌握气血两虚的证候外,尚须结合脏腑辨证,明确病变与哪些脏腑有关,寻找原发病,以揭露病变本质,才能使治疗更有针对性。

案例 4　李某，女，37岁。小便带血1月余，排尿次数和尿量正常，曾在某医院行膀胱镜检，提示左输尿管出血，建议手术，患者拒绝手术疗法，遂来我院求治，以"尿血"收治入院。刻下见：小便带血，肉眼可见，伴头昏、乏力、纳呆，形体消瘦，舌淡红，苔薄白，脉细弱。尿常规检查，尿红细胞（＋＋＋＋），余项正常。

（1）诊断：气不摄血证。

（2）分析：该患者为气不摄血引起的尿血。乏力、纳呆、脉弱均为气虚之象，气虚不能统摄血液，血液离经，溢出脉外而见尿血，脉细为刻下血亦虚损之象。

（3）辨证要点：以出血和气虚证共见为辨证要点。

（4）相关知识：本证是气虚不能统血而见失血的证候，也是气虚与失血并见的证候。多由久病、劳倦、脾虚等导致气虚，气虚不能统摄血液的运行，导致血溢脉外，或由于慢性失血，气随血耗，转而气虚不能摄血所致。气为血帅，其能统摄血液，使其能正常循行于经脉之中。如气虚统摄无权，致使血液离经外溢，则见出血证，如吐血、便血、皮下瘀斑，在妇女则出现崩漏，气虚则出现气短、倦怠乏力，血虚则面色无华。舌淡、脉细弱是气血皆虚之象。

案例 5　王某，女，29岁。产后4个月，出现漏下1个月。就诊当日出现血崩，量极多，有血块，要用成人尿不湿，然后出现突然晕厥，冷汗淋漓，而送来医院。刻下见手足冰凉，面色苍白，口唇颜色淡，爪甲色淡，舌淡，脉微欲绝。

（1）诊断：气随血脱证。

（2）分析：该患者为气随血脱证。血为气之母，患者生产本已失血，后又漏下失血，今日出现崩中，大量血液丢失，气无所依附而随之外脱。神随气散，神无所主，故昏厥。气脱阳亡，不能上荣于面，故面色苍白，口唇色淡，不能温煦四末，故手足厥冷，不能温固肌表，故见大汗淋漓。舌淡、脉微欲绝为失血亡阳气脱之象。

（3）辨证要点：本证以大出血时突然出现气脱之证为辨证要点。气血两虚、气虚血瘀、气不摄血与气随血脱的鉴别见表7-2。

表7-2　气血两虚、气虚血瘀、气不摄血与气随血脱的鉴别要点

证型	病机	临床表现	舌象	脉象
气血两虚	气血亏虚，肌体失养	神疲乏力，眩晕心悸，面色淡白或萎黄，气短懒言，唇甲色淡，或食少乏味，或手足麻木，月经量少	舌淡	弱
气虚血瘀	气虚推动无力，血行不畅	面色淡白，神疲乏力，气短懒言，食少纳呆，局部青紫、肿硬、刺痛不移而拒按，或肢体瘫痪、麻木	舌淡紫或瘀斑	细涩
气不摄血	气虚摄血无力，血溢脉外	面色淡白，食少纳呆，气短，吐血，便血，尿血，崩漏，衄血等	舌淡	弱
气随血脱	大量失血，元气随血外脱	大出血时（呕血、便血、产后大失血或外伤等），出现气少息微，面色苍白，大汗淋漓，神情淡漠或昏愦	舌淡	脉微欲绝或浮大无根

（4）相关知识：由于气血相互依存，当血液大量亡失之时，则气无所依，乃随之外脱。注意此证失血为先为因，气脱为后为果。

【实训小结】

本章重点对气、血、津液证候的四诊操作规范，以及病机分析、证候鉴别、临床辨证思维技能进行实训。

气血津液是脏腑正常生理活动的产物，受脏腑支配，同时它们又是人体生命活动的物质基础，一旦气血津液发生病变，不仅会影响脏腑的功能，亦会影响人体的生命活动。反之，脏腑发生病变，必然也会影响气血津液的变化。要着重注意气、血、津液之间的关系，分析病例时则要注意病程的发展经过，以辨明先后因果。

【思考与练习】

1. 气滞血瘀证、气虚血瘀证、气血两虚证、气不摄血证、气随血脱证的辨证要点是什么？

2. 气滞血瘀证与气虚血瘀证的病机、临床表现有哪些区别？

3. 气虚血瘀证的病机为何，病性属虚属实？

4. 气血两虚证与单纯气虚证、血虚证的临床表现有哪些区别？

5. 气不摄血证与气血两虚证的病机、临床表现有哪些区别？

6. 气随血脱证与气不摄血证在病机、临床表现上如何鉴别？

第八章　脏腑辨证临床技能实训

脏腑辨证，是在认识脏腑生理功能和病理变化的基础上，对四诊所获得的临床资料进行综合分析，以判断疾病的病因病机，确定脏腑证型的辨证方法。脏腑辨证是当前临床实践中应用最为广泛的辨证方法，是临床技能实训的重点。

第一节　心与小肠病辨证

【实训内容】

1. 心与小肠病各证的临床表现、辨证要点和病机分析。
2. 相似证的鉴别要点。
3. 心与小肠病各证的临床辨证思维。

【实训要求】

1. 掌握心气虚证、心阳虚证、心阳暴脱证、心血虚证、心阴虚证、心火亢盛证、心脉痹阻证、痰蒙心神证、痰火扰神证、瘀阻脑络证及小肠实热证的概念、临床症状和辨证要点。
2. 熟悉心气虚证、心阳虚证、心阳暴脱证、心血虚证、心阴虚证、心火亢盛证、心脉痹阻证、痰蒙心神证、痰火扰神证、瘀阻脑络证及小肠实热证的病机特点。

【重点难点】

1. 心与小肠病的临床症状与辨证方法。
2. 心与小肠病常见证与相似证的鉴别。

【实训操作】

案例1　王某，女，23岁。曾于2003年患"病毒性心肌炎"，经治疗缓解后，遗有心悸、胸闷，动则更甚，频发室性早搏，平素易感冒。现症：心悸气短，胸闷，喜叹息，神疲乏力，面色少华，舌淡，苔薄白，脉结而无力。

（1）诊断：心气虚证。

（2）分析：心气虚，鼓动无力，故见心悸；心气不足，胸中宗气运转无力，气机不畅，故气短胸闷；心气虚，心神不养而见神疲；气虚卫外不固，故自汗且平时易感冒；动则耗气，活动后心气益虚，故诸症加剧；心气虚运血无力，不能上荣于舌面，故面色少华，舌淡；气虚血瘀，故脉结而无力。

（3）辨证要点：以心悸与气虚见症共见为辨证要点。常与心阳虚证及心阳暴脱证相鉴别，鉴别要点见表8－1。

表8－1　心气虚证、心阳虚证及心阳暴脱证的鉴别要点

证候	相同症状	不同症状	舌象	脉象
心气虚证	心悸怔忡，胸闷气短，活动后加重为共性症状，但三者程度不等，一般来说，心气虚证轻，心阳虚证中等，心阳暴脱证重	精神疲惫，自汗乏力，面色淡白	舌淡，苔白	脉虚
心阳虚证		畏寒肢冷，心痛，面色㿠白或面唇青紫	舌淡胖，苔白滑	脉微细
心阳暴脱证		冷汗淋漓，四肢厥冷，呼吸微弱，面色苍白，口唇青紫，神识模糊或昏迷	舌淡紫	脉微欲绝

（4）相关知识：本证多由久病体虚，先天禀赋不足，年老脏气虚衰，暴病伤正所致。主要临床表现为：心悸，胸闷，气短，以及自汗，精神疲倦，面色淡白，动则诸症加重，舌淡，脉虚或结代等气虚见症。

案例2　张某，女，56岁。6年前患"扩张型心肌病"，经治疗后好转。此后常在稍事劳累或情绪不好时出现胸闷、气短、心悸等症状。近20天来，上述症状加重。现症：心悸怔忡，胸闷气短，不能平卧，畏寒肢冷，自汗，颜面浮肿，面色㿠白，舌体胖大，舌质淡暗，苔薄白，脉沉迟无力。

（1）诊断：心阳虚证。

（2）分析：心阳不振，鼓动无力则心悸怔忡；阳虚寒凝，心脉痹阻不通则胸闷气短；心阳虚衰，卫气不固，则常自汗出；阳气虚衰，无力运血上荣，则面色㿠白，无力温化水液，则颜面浮肿，无力温煦机体，则畏寒肢冷。脉沉迟、舌淡胖、苔白均为阳虚寒凝之象。

（3）辨证要点：以心悸与阳虚见症共见为辨证要点。本证应与心气虚证及心阳暴脱证相鉴别，鉴别要点见表8－1。

（4）相关知识：此证多由心气虚进一步发展而致。主要临床表现为：心悸，胸闷气短，甚则胸痛，以及畏寒肢冷，面色㿠白，自汗，舌淡胖，苔白滑，脉微或沉迟无力或结代等阳虚见症。

案例3　王某，男，62岁。患者素有心脏疾患，2周前因劳累致心悸怔忡，昨日起加重。现心悸怔忡，汗出晕厥，气短而喘，冷汗淋漓，四肢湿冷，面唇青灰，脉微细欲绝。

（1）诊断：心阳暴脱证。

（2）分析：患者心脏疾病日久，心之阳气素虚，则见心悸怔忡；劳累更伤其阳气，遂致阳气暴脱于外，阳不摄津，故冷汗淋漓，四肢湿冷；气随津泄，机体失于温煦，故四肢厥冷；阳虚气血不能上荣，则面唇青紫；阳气暴脱，不能助肺司呼吸，气不足以息，故而气短而喘；阳气外脱，心神失养，故而昏厥不知人事。

（3）鉴别要点：本案为心阳暴脱证典型病例，以心悸与亡阳见症共见为辨证要点。本证应与心气虚证及心阳虚证相鉴别，鉴别要点见表8－1。

（4）相关知识：此证多由心阳虚进一步发展而致。主要临床表现为：心痛剧烈，口唇青紫，以及四肢厥逆，冷汗淋漓，面色苍白，脉微欲绝等亡阳见症。

案例4 李某，男，52岁。发作性胸痛3年，加重1周。患者3年前无明显诱因出现胸痛、胸闷、气短，每次持续3~5分钟，休息后胸痛有时缓解，有时要舌下含服"速效救心丸"方能缓解。1周前因与人争吵，再次出现心前区及胸骨后疼痛，范围约手掌大小，并向右肩及右上肢放射，持续5~10分钟，每天发作数次，遂来院就诊。现症：心悸怔忡，心痛如刺，并向右肩及右上肢放射，伴见胸闷、胸胁胀痛、善太息，舌质暗红，有瘀点，脉弦。

（1）诊断：心脉痹阻证，气滞血瘀型。

（2）分析：患者素有心脏疾患，心气虚衰，心阳不振，心动失常，故见心悸怔忡，胸闷气短；日久继发瘀血内阻，加之争吵后，情绪抑郁，气机不畅更甚，以致心脉痹阻，气血不得畅通而发生疼痛；手少阴心经之脉循肩背过内臂，故疼痛向右肩及右上肢放射；胸胁胀痛、善太息是气滞之象；舌暗红、有瘀点是瘀血的表现。

（3）辨证要点：本案为心脉痹阻证，气滞血瘀型的典型病例，以心悸怔忡，胸痛，痛引肩背，时作时止为辨证要点，心胸疼痛如刺，舌暗有瘀点为血瘀型的特点，胸闷，胸胁胀痛，善太息，脉弦为气滞型的特点。本证常根据不同的病机分为气机郁滞、寒凝心脉、痰浊内阻、心血瘀阻四型，临床应对此进行鉴别，鉴别要点见表8－2。

表8－2 心脉痹阻证四型鉴别要点

证候	病机	相同症状特点	不同症状特点
心脉痹阻证	心血瘀阻	心悸怔忡，心胸憋闷疼痛，痛引肩背内臂，时发时止	痛如针刺，舌紫暗，见紫斑、紫点，脉细涩
	痰浊内阻		闷痛特甚，体胖痰多，身重困倦，苔白腻，脉沉滑
	寒凝心脉		突发剧痛，得温痛减，畏寒肢冷，舌淡，苔白，脉沉迟
	气机郁滞		胀痛，发作常与精神因素有关，舌淡红，苔薄白，脉弦

（4）相关知识：本证为本虚标实证，其根本原因为正气先虚，心阳不振，运血无力，诱发因素主要为气滞、血瘀、痰阻、寒凝四个方面。

案例5 陈某，女，37岁。5年前，产后出现心悸，时有头晕，近1个月因工作繁忙加重，心悸频作，头晕，失眠多梦，月经量少，色淡，面色萎黄，舌淡，脉细弱。

（1）诊断：心血虚证。

（2）分析：患者产后，血脉不充，心失所养，故心悸；血不养心，心神不宁，故失眠多梦；血不上荣，故面黄舌淡，不充盈脉道，故脉象细弱；月经量少色淡也为血虚之象。

（3）辨证要点：以心悸、失眠、健忘，以及血虚见症共见为辨证要点。本证应与心阴虚证相鉴别，鉴别要点见表8－3。

表8－3　心阴虚证与心血虚证的鉴别要点

证候	相同症状	不同症状	舌象	脉象
心血虚证	心悸，失眠，多梦	健忘，血虚症状，无热象	舌淡苔白	脉虚细
心阴虚证		心烦，虚热症状，有热象	舌红少苔	脉细数

（4）相关知识：多由久病耗伤阴血，或失血过多，或气火内郁，暗耗心血而致。主要临床表现为：心悸，失眠多梦，健忘，以及头晕，面色淡白或萎黄，唇舌色淡，脉虚细等血虚见症。

案例6　刘某，男，34岁。心悸2个月，近日来，因工作原因有所加重。现见：心悸频发，伴失眠多梦，心烦不安，盗汗，五心烦热，两颧潮红，舌红少苔，脉细数。

（1）诊断：心阴虚证。

（2）分析：患者心悸日久，加之工作原因，思虑太甚，暗耗心阴。心阴不足，心神失养，故失眠多梦；阴不制阳，虚热内生，热扰心神，则心烦不安。此外，五心烦热、颧红、盗汗、舌红少苔、脉细数等均为阴虚内热之象。

（3）辨证要点：以心悸、失眠多梦与阴虚见症共见为辨证要点。此证应与心血虚证、心火亢盛证相鉴别。其与心血虚证的鉴别要点见表8－3，与心火亢盛证的鉴别要点见表8－4。

表8－4　心火亢盛证与心阴虚证的鉴别要点

证候	相同症状	不同症状	舌象	脉象
心火亢盛证	心烦失眠等心病症状及热象	身热，面赤，口渴等实热表现	舌尖红绛，苔黄	脉数
心阴虚证		五心烦热，午后潮热等虚热表现	舌红少津	脉细数

（4）相关知识：本证多由思虑劳神过多，暗耗心阴，热病及久病耗伤也可导致此证的产生。主要临床表现为：心悸，心烦，失眠多梦，以及潮热，五心烦热，盗汗，舌红少苔，脉细数等阴虚见症。

案例7　郑某，女，46岁。近因情志不遂，每晚睡眠时间3～4小时，醒后难以入眠，心烦，面赤，口渴，口舌生疮疼痛，身热，便秘，小便色黄，舌尖红绛，苔黄，脉数。

（1）诊断：心火亢盛证。

（2）分析：患者因情志不遂，气机郁滞化火而致病。心火内炽，心神被扰，故见心烦失眠；心之华在面，火热上炎则面赤；火邪伤津，故口渴、便秘、尿黄；火热炽盛则身热；心开窍于舌，火热循经上炎，故舌尖红绛，灼伤脉络则生疮、疼痛；脉数为火热内盛的典型脉象。

（3）辨证要点：以心烦、失眠、神识狂躁、舌疮、舌尖红与实热见症共见为辨证要点。此证应与心阴虚证相鉴别，具体鉴别要点见表 8 - 4。

（4）相关知识：本证多外邪入里化火，或者情志抑郁，气郁化火，或者嗜食肥甘厚味，日久化热而致。

案例 8　林某，女，18 岁。因高考落榜，心情抑郁，近 3 个月来病情加重，精神抑郁，表情淡漠，其家人诉其常喃喃自语，自闭孤独，食欲欠佳，面色晦暗，舌苔厚而白腻，脉滑。

（1）诊断：痰蒙心神证。

（2）分析：患者因高考失利，情绪抑郁，气机郁滞而生痰，痰气互结，蒙蔽心神，故可见神识痴呆，表情淡漠，喃喃自语，孤独自闭。痰浊内郁，阻遏中焦气机，浊气上犯，则可见食欲欠佳，面色晦暗。舌苔白腻、脉滑均为痰浊内生之象。

（3）辨证要点：以抑郁性精神失常与痰浊内盛之象共见为辨证要点。本证应与痰火扰神证相鉴别，鉴别要点见表 8 - 5。

表 8 - 5　痰蒙心神证与痰火扰神证的鉴别要点

证候	相同症状	不同症状	舌象	脉象
痰蒙心神证	均有神识异常及痰浊内盛的症状	无火热之证候，以神识昏蒙、淡漠、抑郁、痴呆等相对静止的症状为特征	苔白腻	脉滑
痰火扰神证		火热证候明显，以躁狂谵妄、面赤、发热等燥热的症状为特征	舌红苔黄腻	脉滑数

（4）相关知识：多由感受湿浊之邪，阻遏气机，或情志不遂，气机郁滞，气不行津，津聚为痰，或痰浊夹肝风内扰，致痰浊蒙蔽心神所致。主要临床表现有两类：一为精神失常的表现，主要有痰浊蒙蔽心神所致的精神抑郁、表情淡漠、喃喃自语、举止失常，或为肝风夹痰上扰所致突然昏仆、四肢抽搐、喉中痰鸣、口吐涎沫，或为痰浊蒙蔽心神所致神情痴呆、意识模糊，甚则昏不知人。二为痰浊内阻的一般表现，如面色晦暗、胸闷呕恶，苔白腻，脉滑。

案例 9　沈某，女，36 岁。患者因家庭矛盾，突然沉默若呆，昼夜不眠，曾以安眠药治疗，仍无睡意，病渐加重，甚至狂躁欲奔。现症见精神失常，狂躁不安，面红耳赤，两目怒视，语无伦次，时或叫骂。舌质红绛，苔黄腻，脉滑数。

（1）诊断：痰火扰神证。

（2）分析：患者因家庭矛盾，情志郁结，气郁化火，灼津为痰。痰火扰神，起初仅见心烦失眠，久则病情加重，可见精神失常，狂躁不安，出现语无伦次，时或叫骂的表现。痰热内炽，则面红目赤。舌质红绛、苔黄腻、脉滑数均是痰火内盛之象。

（3）辨证要点：以精神失常与痰火内盛之象共见为辨证要点。本证应与痰蒙心神证相鉴别，鉴别要点见表 8 - 5。

（4）相关知识：本证多因情志刺激，气机郁滞化火，煎熬津液为痰，或外感湿热之邪，蕴成痰火，或外感热邪，灼津为痰，致痰火内扰引起。痰火扰神有外感和内伤之分。外感热病的主要表现为：神昏谵语，躁扰发狂，面红耳赤，呼吸气粗，便秘尿赤，吐痰黄稠，喉间痰鸣，胸闷，舌红，苔黄腻，脉滑数。内伤杂病的主要表现为：心烦失眠，甚则发狂，胡言乱语，哭笑无常，狂越妄动，打人毁物。

案例 10　王某，男，32 岁。2 年前头部受钝器击中后，头部时发疼痛，近 1 个月加重。现症：头部刺痛，痛处固定不移，头晕时作，失眠，健忘，面色暗，舌质暗，有瘀点，脉细涩。

（1）诊断：瘀阻脑络证。

（2）分析：患者 2 年前头部被钝器所伤，瘀血内停，阻塞脑络，不通则痛，故见头痛如刺，痛处固定不移；气血瘀阻，不能上荣清窍，故头晕时作；瘀血不去，新血不生，心神失养，故失眠健忘。面色暗、舌暗有瘀斑均是瘀血内阻之象。

（3）辨证要点：以头痛，痛如针刺，固定不移，头晕经久不愈与瘀血见症共见为辨证要点。

（4）相关知识：本证多有头部或外伤病史，或久病入络，瘀血内停，阻塞脑络所致。临床主要表现为两类：一为瘀血内阻的表现，头痛如刺，痛处固定，经久不愈，面色晦暗，舌紫暗，有瘀斑瘀点，脉细涩。二为瘀血不去，新血不生的表现，如头晕，健忘，心悸，失眠等。

案例 11　孙某，女，25 岁。因小便赤涩、尿道灼痛、口舌生疮 3 天来诊。自诉半月前调动工作后，睡眠欠佳，心烦急躁，近 3 日来，口舌生疮，小便赤涩疼痛，饮食、大便尚可，舌红苔黄，脉数。实验室检查，尿蛋白（－），白细胞每高倍视野 30 个，尿潜血（＋）。

（1）诊断：小肠实热证。

（2）分析：患者因工作变动，情绪紧张，气郁化火，火热内扰心神，故见心烦，失眠，急躁。舌为心之苗，心火上炎则口舌生疮。心与小肠相表里，心火下移小肠，小肠泌别清浊之功失常，故见小便赤涩疼痛，热伤血络，迫血妄行，故见尿血。实验室检查见尿潜血（＋），舌红苔黄，脉数为小肠实热之征。

（3）辨证要点：以小便赤涩灼痛和心火炽盛见症共见为辨证要点。本证应与膀胱湿热证相鉴别，鉴别要点见表 8-6。

表 8-6　小肠实热证与膀胱湿热证的鉴别要点

证候	相同症状	不同症状	舌象	脉象
小肠实热证	均有小便赤涩，尿道灼痛，尿血，小腹胀痛的表现	口舌生疮，心烦，失眠，口渴等心火炽盛的表现	舌红苔黄	脉数
膀胱湿热证		可见寒战，发热，或见腰痛，或尿中有沙石，或见尿如膏脂	舌红苔黄腻	脉滑数

（4）相关知识：本证多因心火下移小肠，或脾胃积热，下移小肠所致。主要临床表现为：小便赤涩，尿道灼痛，尿血，脐腹胀痛，以及口舌生疮，心烦，失眠，口渴，舌红苔黄等心火炽盛的表现。

【实训小结】

本节重点对心与小肠病证候的四诊操作规范，以及病机分析、证候鉴别、临床辨证思维技能进行实训。

1. 要掌握心之病证的主要临床表现：

（1）心本位病变的表现：心悸、胸痛、胸闷。

（2）心主神明功能失常的表现：心烦、失眠、多梦、健忘、神昏谵语、精神错乱等。

（3）心主血脉功能失常的表现：脉结、代、促，面色无华或晦暗。

（4）心病反映在心之华、心之窍的表现：面色无华或晦暗，舌痛、舌疮等。

2. 在上述基础上，结合八纲辨证、病性辨证等辨证方法，掌握心气虚证、心阳虚证、心阳暴脱证、心血虚证、心阴虚证、心火亢盛证、心脉痹阻证、痰蒙心神证、痰火扰神证、瘀阻脑络证、小肠实热证的临床表现、病机分析、辨证要点及相似证鉴别。

【思考与练习】

1. 心气虚证、心阳虚证、心阳暴脱证、心脉痹阻证、心血虚证、心阴虚证、心火亢盛证、痰蒙心神证、痰火扰神证、瘀阻脑络证、小肠实热证的辨证要点是什么？

2. 心气虚证、心阳虚证、心阳暴脱证在临床如何鉴别？

3. 心脉痹阻证中气机郁滞、寒凝心脉、痰浊内阻、心血瘀阻四型各自的临床表现有什么特点？

4. 心血虚证与心阴虚证的鉴别要点是什么？

5. 心阴虚证与心火亢盛证的鉴别要点是什么？

6. 痰蒙心神证与痰火扰神证的鉴别要点是什么？

7. 小肠实热证与膀胱湿热证的鉴别要点是什么？

第二节　脾与胃病辨证

【实训内容】

1. 脾与胃病各证的临床表现、辨证要点和病机分析。
2. 相似证的鉴别要点。
3. 脾与胃病各证的临床辨证思维。

【实训要求】

1. 掌握脾气虚证、脾虚气陷证、脾阳虚证、脾不统血证、湿热蕴脾证、寒湿困脾证、胃气虚证、胃阳虚证、寒滞胃脘证、食滞胃脘证及胃脘气滞证的概念、临床症状和辨证要点。

2. 熟悉脾气虚证、脾虚气陷证、脾阳虚证、脾不统血证、湿热蕴脾证、寒湿困脾证、胃气虚证、胃阳虚证、寒滞胃脘证、食滞胃脘证及胃脘气滞证的病机特点。

【重点难点】

1. 脾胃病的临床症状与辨证方法。
2. 脾胃病常见证与相似证的鉴别。

【实训操作】

案例 1　陈某，女，30 岁。因工作原因，长期饮食不规律，加之刻意控制饮食，近半年来，常感食欲欠佳，腹胀便溏，现大便每日 2～3 次，稍进油腻食物或劳累后，则大便次数明显增多，胃脘时有隐痛，按压得舒，伴疲乏无力，少气懒言，面色萎黄，舌淡，苔白，脉虚。

（1）诊断：脾气虚证。

（2）分析：本案患者长期饮食不规律，加之刻意节食，耗伤脾胃之气，影响脾胃之运化腐熟功能，故见食欲欠佳、胃脘隐痛喜按；脾虚水湿不运，流注肠中，则大便溏薄，稍进油腻食物或劳累后则加重；脾气不足，气血生化乏源，肢体失养，则倦怠乏力，中气不足，则少气懒言；气血不能上荣，则面色萎黄；舌淡、苔白、脉虚均为脾胃气虚之象。

（3）辨证要点：以胃脘隐痛、腹胀、纳呆、便溏与气虚见症共见为辨证要点。本证在临床中尚应与脾虚气陷证、脾阳虚证、脾不统血证相鉴别，具体鉴别要点如表 8-7 所示。

表 8-7　脾气虚证、脾虚气陷证、脾阳虚证、脾不统血证鉴别要点

证候	相同症状	不同症状	舌象	脉象
脾气虚证	食少纳呆，食后腹胀，便溏肢倦，乏力懒言，面色萎黄或无华	浮肿或消瘦	舌淡	脉虚
脾虚气陷证		脘腹坠胀，或便意频数，肛门重坠，或久痢脱肛，或内脏下垂，或小便混浊如米泔	舌淡胖，苔白滑	脉虚
脾阳虚证		腹痛喜温喜按，肢冷尿少，或肢体困重，或浮肿，或带下清稀	舌淡苔白	脉沉迟无力
脾不统血证		便血，尿血，肌衄，齿衄，或妇女月经过多，崩漏	舌淡苔白	脉虚细

（4）相关知识：本证多因饮食不节，或劳累过度，思虑伤脾，或年老体衰，久病耗伤脾胃之气所致。脾气虚证临床以食少、腹胀、便溏等脾失健运的表现与形体消瘦、神疲乏力、少气懒言等气虚之象并见，舌象为淡胖有齿痕，脉多虚。胃气虚证临床表现为胃脘隐痛或痞胀，按之觉舒，食欲不振，或得食痛缓，食后胀甚，嗳气与气虚之象并见。

案例 2　朱某，男，65 岁。慢性胃病史 10 年，近 1 年来腹胀加重，食后更甚，伴见胃脘坠胀不舒，便意频数，肛门坠胀，大便常规检查未见明显异常，时觉头晕耳鸣，面色萎黄，眼睑下垂，舌淡苔白，脉虚。

（1）诊断：脾虚气陷证。

（2）分析：患者有长期脾胃病史，耗伤脾气。脾气不足，升举无力，则见脘腹胀满，食后更甚，坠胀不舒，便意频数，肛门重坠，甚则眼睑下垂；脾主升清，脾气虚则清阳不升，故见头晕耳鸣；脾虚则运化无力，气血不能上荣则面黄，舌淡，脉虚。

（3）辨证要点：以脘腹坠胀，内脏下垂，久泻久痢与脾气虚见症共见为辨证要点。本证在临床中应与脾气虚证、脾阳虚证、脾不统血证相鉴别，具体鉴别要点可见表8-7。

（4）相关知识：本证多是在脾气虚证的基础上发展而致。临床主要表现为脘腹坠胀、小便混浊如米泔、久泻久痢、脱肛、胃肾下垂、子宫下垂，以及食少纳呆、面色萎黄、头晕耳鸣、形体消瘦、神疲乏力等脾气虚的表现。

案例3　张某，女，45岁。十二指肠溃疡病史10年，病情时轻时重，未予重视。患者自述3个月前，因外出旅游饮食凉物，胃脘疼痛持续不止，经胃镜检查，排除癌变可能。现脘腹隐痛，喜温喜按，纳差腹胀，食后胀满更甚，大便清稀。平素畏寒肢冷，易疲劳，时有头晕，面色萎黄，舌质淡胖而有齿痕，苔白滑，脉沉迟无力。

（1）诊断：脾阳虚证。

（2）分析：患者病程已久，脾胃受损，加之饮食凉物，导致脾阳受损，失于温运，则纳差腹胀，食后胀满更甚，腹部冷痛，喜暖喜按；阴寒内盛，水谷不化，下注大肠，则大便清稀；脾主肌肉，脾阳虚衰，失于温煦，可见畏寒肢冷；脾虚气血生化乏源，则易疲劳，时有头晕，面色萎黄；舌质淡胖而有齿痕，苔白滑，脉沉迟无力，均为阳虚水盛之征。

（3）辨证要点：以脘腹冷痛、喜温喜按与虚寒见症共见为辨证要点。本证应与脾气虚证、脾虚气陷证、脾不统血证相鉴别，具体鉴别要点可见表8-7。

（4）相关知识：本证多是在脾气虚证的基础上发展而致。临床主要有：脾阳亏虚，温运失职的表现，食少、腹胀、便溏；阳虚不能输布津液的表现，肢体浮肿、女子白带清稀量多等；阳虚阴盛，阴寒内生的表现，腹痛喜温喜按、畏寒肢冷、舌质淡胖或有齿痕、苔白滑、脉沉迟无力等。

案例4　孙某，女，43岁，教师。自述2年来月经提前，量多，持续8~10天始净，色淡，质清稀，且皮肤常有紫斑。平素神疲乏力，倦怠嗜卧，食少便溏，食后腹胀，面色无华，舌质淡，苔白，脉虚细。

（1）诊断：脾不统血证。

（2）分析：患者以月经先期、量多，以及皮肤紫斑等为主要临床表现，并可见神疲、纳少、食后腹胀等脾气虚的表现，可见患者病位在脾。脾主统血，脾气亏虚，统血无权则出现上述出血表现；脾虚运化失司，则食少便溏，食后腹胀；脾虚气血生化乏源，加之长期失血，气血更虚，则神疲乏力，倦怠嗜卧；脾虚清阳不升，气血不能上荣，可见头晕，面色无华；舌质淡，苔白，脉虚细，均为气虚典型征象。

（3）辨证要点：以出血症状及脾气虚见症共见为辨证要点。本证在临床中尚应与脾气虚证、脾阳虚证、脾虚气陷证相鉴别，具体鉴别要点可见表8-7。

（4）相关知识：本证多有久病脾虚或劳倦过度的病史，可由脾气虚证进一步发展而致。该证的主要临床表现为在脾气虚见症的同时，出现表现多样的出血症状，上逆于胃则吐血，下溢于肠则便血，溢于下焦则尿血，发于肌肤则为肌衄，溢于齿则齿衄，溢于女子胞则月经量多、先期。

案例 5　王某，女，32 岁，公司保洁。脘腹痞闷不舒 4 月余，5 天前下班途中淋雨后加重。患者自述，去年入冬后搬入单位地下室居住，脾胃渐有不舒，且逐渐加重。现脘腹痞闷胀痛，头身困重，呕恶欲吐，口淡不渴，纳呆便溏，肌肤面目发黄，其色晦暗如烟熏，白带量多清稀，舌淡胖，苔白腻，脉濡缓。

（1）诊断：寒湿困脾证。

（2）分析：患者居住环境湿冷，加之冒雨涉水，寒湿入侵，形成寒湿困脾之证。脾阳受困，运化失司，气机受阻，则见纳呆、脘腹痞闷胀痛；胃失和降则呕恶欲吐；脾主肌肉，湿性重浊，故见头身困重；寒湿内盛，水湿不化，则口淡不渴；湿邪流注下焦则带下多而清稀，流注肠道则大便稀溏，阻滞中焦，影响肝胆疏泄功能，胆汁外溢，则见肌肤面目发黄，色晦暗如烟熏。舌淡胖，苔白腻，脉濡缓，均为痰湿内盛之象。

（3）辨证要点：以脾胃功能障碍及寒湿内盛表现共见为辨证要点。本证在临床中尚应与湿热蕴脾证相鉴别，具体鉴别要点见表 8 - 8。

表 8 - 8　寒湿困脾证与湿热蕴脾证鉴别要点

证候	相同症状	不同症状	舌象	脉象
寒湿困脾证	脘腹痞闷，纳呆，呕恶，便溏，头身困重，身目发黄，苔腻，脉濡	泛恶欲吐，口淡不渴，或肌肤面目发黄，其色晦暗如烟熏，或肢体浮肿，小便短少，或白带量多清稀	舌淡胖，苔白腻	脉濡缓
湿热蕴脾证		大便溏泄不爽，小便短黄，肢体困重，或身黄，目黄，其色鲜明如橘皮，或皮肤瘙痒，或身热不扬，或热势起伏，汗出热不解	舌红苔黄腻	脉濡数

（4）相关知识：本证多因气候或居处阴冷潮湿，或冒雨涉水，或过食生冷肥甘，以致寒湿内盛，阻遏脾阳所致。临床主要表现为：脾胃功能障碍，脘腹痞闷，腹痛，纳呆便溏，泛恶欲呕，以及头身困重，面目肌肤发黄，形体肥胖，尿少肢肿，妇女白带量多，口淡不渴，舌胖，苔白腻，脉濡缓等寒湿困扰之象。

案例 6　张某，男，50 岁。1 年前饮酒过度后，常腹泻，食油腻之物后加重，时值春日梅雨季节，居处极为潮湿，症状明显加重。现腹胀隐痛，渴不多饮，口腻而苦，纳谷不馨，时有呕恶，肢体酸重，便溏不爽，小便色黄，舌质红，舌体胖大，苔黄腻，脉滑数。

（1）诊断：湿热蕴脾证。

（2）分析：患者曾有饮酒过度史，酒毒伤伐脾胃，湿热郁结脾胃，加之居住环境潮湿闷热，内外合邪，脾胃气机受阻，故可见脘腹痞闷胀痛、纳谷不馨、便溏不爽；胃失和降则呕恶欲吐；脾主肌肉，湿性重浊，故见肢体酸重；湿热内蕴，热盛伤津则小便色黄；中焦水湿不化，津不上承，则口渴不欲饮；舌质红，舌体胖大，苔黄腻，脉滑数，均为湿热内盛之征。

（3）辨证要点：以脘腹痞胀、不欲饮食及湿热内蕴见症共见为辨证要点。本证在临床中尚应与寒湿困脾证相鉴别，具体鉴别要点可见表 8 - 8。

（4）相关知识：本证多因外感湿热之邪，或过食肥甘，或喜嗜烟酒，脾胃湿热渐生。主要临床表现为：脘腹痞闷，呕恶厌食，便溏不爽等湿热蕴脾之象；湿热内盛，湿遏热伏，困阻肢体，泛溢肌肤之象，如身热不扬，汗出不解，肢体困重，渴不多饮，身目鲜黄，尿黄，舌质红，苔黄腻，脉濡数。

案例7　陈某，女，54岁。患者体型偏瘦，平素嗜食辛辣，自述近1个月来胃脘隐隐灼痛，时感嘈杂，饥不欲食，咽干口燥，小便短少，大便干结，舌红少苔，脉细数。

（1）诊断：胃阴虚证。

（2）分析：患者平素嗜食辛辣，灼伤胃阴，出现一系列胃阴不足的症状。胃阴不足，虚热内生，热郁胃中，胃气不和，故胃脘隐隐灼痛，嘈杂不舒；胃失濡润，受纳失权，则饥不欲食；阴亏津不上承则口燥咽干；肠失濡润则便秘，阴液亏耗则小便短少；舌红少苔、脉细数为阴虚内热之象。

（3）辨证要点：以胃脘灼痛隐隐，嘈杂不适，饥不欲食与阴虚症状并见为辨证要点。应与胃火炽盛证进行鉴别，鉴别要点见表8-9。

表8-9　胃阴虚证与胃火炽盛证鉴别要点

证候	相同症状	不同症状	舌象	脉象
胃阴虚证	胃脘灼热，口干多饮，大便干结，小便短少	饥不欲食，胃痛隐隐，嘈杂不舒	舌红少津	脉细数
胃火炽盛证		胃痛拒按，口苦口臭，消谷善饥，渴喜冷饮，牙龈肿痛	舌红苔黄燥	脉滑数

（4）相关知识：常见病因可有饮食失节，过食辛辣，或情志不遂，气郁化火，或温病后期吐泻太过，耗伤胃津。胃失滋润，和降失职的表现，即胃脘嘈杂、隐痛灼热、饥不欲食、干呕呃逆。阴津亏虚，不能上承下润的表现，即口燥咽干、便干尿少、舌红少苔、脉细数等。

案例8　张某，男，29岁。患者平素嗜食肥甘厚味之品，自述近月余频发胃脘疼痛，拒按，喜食凉物，前日因食火锅加重。现胃脘灼痛拒按，吞酸嘈杂，口臭，消谷善饥，牙龈肿痛，便秘尿黄，舌红，苔黄燥，脉滑数。

（1）诊断：胃火炽盛证。

（2）分析：患者平素嗜食肥甘，内化火热，加之近日食火锅，胃热炽盛，机能亢进，故消谷善饥；胃腑络脉气血壅滞，故胃脘灼痛，拒按；胃气上逆，则吞酸嘈杂；胃中郁热，浊气上逆，则口臭；热伤津液，故喜食凉物；肠道失润则便秘；小便化源不足则尿短黄；胃络于龈，胃火循经上熏，气血壅滞，故牙龈肿痛；舌红苔黄、脉滑数为胃热炽盛之象。

（3）辨证要点：以胃脘灼痛拒按、牙龈肿痛与实热症状并见为辨证要点。本证在临床中应与胃阴虚证进行鉴别，鉴别要点如表8-9。

（4）相关知识：常见病因可有饮食失节，过食辛辣，或情志不遂，肝郁化火犯胃，或热邪内伤而致胃火亢盛。主要临床表现：火热郁扰于胃，和降失职，机能亢进的表现，即胃脘灼痛而拒按，消谷善饥；胃火炽盛，循经上熏，壅滞气血，或伤络迫血，或耗伤津液的表现，即牙龈肿痛，甚则溃烂，口臭，齿龈，尿黄便干，舌红苔黄，脉滑数等。

案例 9　张某，男，14 岁。中秋节饮食失度，第 2 天出现脘腹胀满疼痛，拒按，嗳腐吞酸，呕吐酸腐食物后胀痛得减，纳呆厌食，矢气便溏，泻下臭秽，舌苔厚腻，脉滑。

（1）诊断：食滞胃脘证。

（2）分析：患者为青少年，常饥饱无度，适逢佳节，饮食过量。胃主受纳腐熟，以降为顺。食积胃脘，气机不畅，则脘腹胀满，疼痛拒按；食积于内，拒于受纳，则纳呆厌食；宿食内停，胃失和降，胃气夹食积浊气上逆，则吞酸嗳腐，呕吐酸腐食物，吐后胃气暂得通畅，故吐后痛减；食积下移肠道，肠内腐气充斥，气机不畅，则见矢气便溏，泻下臭秽；舌苔厚腻、脉滑为食滞之象。

（3）辨证要点：以胃脘胀痛，嗳腐吞酸，不欲饮食为辨证要点。本证在临床中可与胃脘气滞证相鉴别，具体鉴别要点见下表。

表 8 – 10　食滞胃脘证与胃脘气滞证鉴别要点

证候	相同症状	不同症状	舌象	脉象
食滞胃脘证	胃脘胀痛，呕吐，食少纳呆	嗳腐吞酸，厌食，矢气便溏，泻下臭秽	舌苔厚腻	脉滑
胃脘气滞证		脘胁窜痛，每因情绪变化病情即有所改变	舌淡苔白	脉弦

（4）相关知识：本证的发生与饮食不当关系密切。主要临床表现为：脘腹胀满，疼痛拒按，厌恶食物，肠鸣矢气，泻下臭秽，嗳腐吞酸或呕吐酸馊，苔白腻，脉滑。

案例 10　何某，女，48 岁。自述平素常觉胃脘不适，与情绪有关。前日因与子女发生矛盾，症状加重。现胃脘胀痛不舒，得矢气则略缓，且嗳气呃逆频作，苔白，脉弦。

（1）诊断：胃脘气滞证。

（2）分析：患者为 48 岁女性，平素胃脘不适，与情绪有关，且本次有明显情志不遂病因。胃脘气机阻滞不通，故胃脘胀痛不舒；肠鸣矢气之后胃气暂得通畅，故胀痛得减；气机紊乱，升降失常，胃气上逆，则嗳气呃逆频作。苔白、脉弦为气机阻滞之象。

（3）辨证要点：以胃脘胀痛，脘胁走窜疼痛为辨证要点，多与情绪有关。本证在临床中可与食滞胃脘证相鉴别，具体鉴别要点见表 8 – 10。

（4）相关知识：本证多因情志不遂，肝郁犯胃，或饮食不节，久卧少动，寒气入胃等引起。主要临床表现：脘腹胀痛或脘胁窜痛，嗳气呃逆，或恶心呕吐，食少纳呆，症状轻重与情绪有关，苔白，脉弦。

【实训小结】

本节重点对脾胃病证候的四诊操作规范，以及病机分析、证候鉴别、临床辨证思维技能进行实训。

1. 要掌握脾胃病证的主要临床表现：

（1）脾主运化功能失常的表现：纳少、腹胀、便溏。

（2）脾主统血功能失常的表现：慢性出血。

（3）脾主升清功能失常的表现：下坠感或内脏下垂。

（4）脾为湿所困的表现：周身困重、浮肿。

（5）受纳、腐熟功能失常的表现：胃脘痛、不欲食、恶心呕吐、呃逆嗳气。

2. 在上述基础上，结合八纲辨证、病性辨证等辨证方法，掌握脾气虚证、脾虚气陷证、脾阳虚证、脾不统血证、湿热蕴脾证、寒湿困脾证、胃气虚证、胃阳虚证、寒滞胃脘证、食滞胃脘证及胃脘气滞证的临床表现、病机分析、辨证要点及相似证鉴别。

【思考与练习】

1. 脾胃气虚证、脾虚气陷证、脾阳虚证、脾不统血证、寒湿困脾证、湿热蕴脾证、胃阴虚证、胃火炽盛证、食滞胃脘证、胃脘气滞证的辨证要点是什么？

2. 脾气虚、脾虚气陷、脾阳虚、脾不统血四证的鉴别要点是什么？

第三节　肺与大肠病辨证

【实训内容】

1. 肺与大肠病各证的临床表现、辨证要点和病机分析。

2. 相似证的鉴别要点。

3. 肺与大肠病各证的临床辨证思维。

【实训要求】

1. 掌握肺气虚证、肺阴虚证、肺阳虚证、风寒犯肺证、风热犯肺证、燥邪犯肺证、肺热炽盛证、痰热壅肺证、寒痰阻肺证、大肠湿热证、肠燥津亏证、虫积肠道证、肠热腑实证的概念、临床症状及辨证要点。

2. 熟悉肺气虚证、肺阴虚证、肺阳虚证、风寒犯肺证、风热犯肺证、燥邪犯肺证、肺热炽盛证、痰热壅肺证、寒痰阻肺证、大肠湿热证、肠燥津亏证、虫积肠道证、肠热腑实证的病机特点。

【重点和难点】

1. 肺与大肠病的临床症状与辨证方法。

2. 肺与大肠病常见证与相似证的鉴别。

【实训操作】

案例 1　李某，男，43 岁。喜好剧烈运动，10 年前大量汗出后，又遇风寒，即打喷嚏、流清涕、鼻塞，时重时轻，反复发作，迁延至今。现症：咳嗽声低无力，动则益甚，痰多色白，面色淡，自汗畏风，易感冒，常觉疲劳，舌淡苔白，脉虚。

（1）诊断：肺气虚证。

（2）分析：患者肺气素虚，长期感冒，肺气更伤。肺气虚弱，宣降无权，气机上逆，故咳嗽声低；宗气不足，少气不足以息，故动则益甚；肺气不足，通调失司，津聚为痰，随气上逆，故痰多色白；肺气不足，卫外不固，故自汗畏风，常感冒；面色淡、疲劳、舌淡、脉虚均为气虚之象。

（3）辨证要点：以咳喘无力，咳痰清稀色白与气虚见症共见为辨证要点。本证在临床中可与肺阳虚证相鉴别，具体鉴别要点见表8－11。

表8－11　肺气虚证与肺阳虚证鉴别要点

证候	相同症状	不同症状	舌象	脉象
肺气虚证	咳喘无力，声低息微，胸闷气短，自汗，易感冒，神疲乏力，动则益甚	咳痰色白清稀，面色淡白	舌淡苔白	脉虚
肺阳虚证		咳吐涎沫清稀量多，呼吸气冷，四肢欠温，面色晦暗或㿠白，口淡不渴，小便清长，甚或面浮肢肿	舌淡紫，苔白滑	脉沉迟无力

（4）相关知识：本证常由久病咳喘，肺气耗伤引起，也有因脾胃气虚，气血化生不足引起者。临床主要表现有：肺病症状，即干咳无痰，或痰少而黏，不易咯出，甚痰中带血，声音嘶哑或失音；阴虚证表现，即口燥咽干，形体消瘦，五心烦热，颧红盗汗，舌红少苔，脉细数。

案例2　聂某，女，45岁。患者产后失调，日渐消瘦，反复感冒，现咳吐白色涎沫，面色㿠白，下肢发凉、浮肿，头目眩晕，神疲乏力，口淡不渴，舌淡，苔白滑，脉沉迟无力。

（1）诊断：肺阳虚证。

（2）分析：患者产后失调，正气亏虚，加之反复感受外邪，损及肺阳，肺阳虚弱，通调水道功能失常，津液失于输布，则见咳吐白色涎沫，浮肿，面色㿠白，口淡不渴；阳虚温煦失常则下肢发凉；卫外不固则反复感冒；头目眩晕，神疲乏力，形体消瘦，为气虚所致功能衰减之象；舌淡，苔白滑，脉沉迟无力，均为阳虚典型舌脉。

（3）辨证要点：以咳喘无力，咳痰清稀色白与气虚见症共见为辨证要点。本证在临床中可与肺气虚证相鉴别，具体鉴别要点见表8－11。

（4）相关知识：本证多由肺气素虚，寒邪反复外袭，损伤肺阳，或者久病咳喘，耗伤阳气，或者先天禀赋不足，素体虚弱而致肺阳虚，或年老体衰，肾阳虚衰，损及于肺而致。临床主要表现有：肺病症状，即咳喘无力，咳吐涎沫清稀量多；阳虚症状，即呼吸气冷，四肢欠温，面色晦暗或㿠白，口淡不渴，小便清长，甚或面浮肢肿，声低息微，胸闷气短，自汗，易感冒，神疲乏力，动则更甚，舌淡紫，苔白滑，脉沉迟无力。

案例3　黄某，男，42岁。患肺结核3年余，现干咳，痰少而黏，时有鲜血咯出，形体消瘦，面色黄黑，午后潮热，颧红盗汗，咽干口燥，音哑，舌红苔少，脉细数。

（1）诊断：肺阴虚证。

（2）分析：患者久患肺病，肺阴有伤。肺主肃降，性喜清润，肺阴不足，虚热内生，肺为热蒸，气机上逆，则为咳嗽，且为干咳，痰少难咯；虚火灼伤肺络，络伤血溢，则咯血；阴津亏虚，不能上输以润咽喉，故口燥咽干，声音嘶哑；虚火内炽，则五心烦热，午后潮热；热扰营阴，迫津外泄，则盗汗；虚火上炎，则见颧红；阴液亏虚，肌肤失养，则形体消瘦；舌红少苔、脉细数为阴虚之象。

（3）辨证要点：以干咳无痰、痰少而黏与阴虚见症共见为辨证要点。

（4）相关知识：本证常由痨虫耗伤肺阴，或热病后期，肺津被伤，或房劳伤肾，肾阴虚累及肺阴所致。临床主要表现：肺病症状，即干咳无痰，或痰少而黏，不易咳出，甚痰中带血，声音嘶哑或失音；阴虚证的表现，即口燥咽干，形体消瘦，五心烦热，颧红盗汗，舌红少苔，脉细数。

案例4 张某，男，18岁。患者体育课后，汗出当风，当晚即开始咳嗽，自觉头痛，肢体酸重，发冷，加衣被寒冷仍不能缓解，无汗。自服伤风感冒胶囊，略有汗出。今晨起咳嗽加重，症见咳嗽频作，咳痰稀白，喉痒，恶寒发热，体温37.6℃，无汗，鼻塞，流清涕，头痛，舌淡红，苔薄白，脉浮紧。

（1）诊断：风寒犯肺证。

（2）分析：患者系出汗后，感受风寒之邪，病位在肺。肺合皮毛，风寒之邪外袭肌表，致肺气失宣而上逆，则见咳嗽；津液不布，聚为痰饮，且寒为阴邪，故咳痰色白而稀；寒邪外侵，损伤卫阳，肌表失于温煦，故见恶寒；卫阳被遏则发热；腠理闭塞则无汗；肺气失宣，鼻咽不利，则鼻塞流清涕，喉痒；寒邪凝滞经脉，经气不利，故头身疼痛；舌苔薄白、脉浮紧为外感风寒之象。

（3）辨证要点：多有外感风寒病史，以咳嗽、咳痰色白清稀及风寒表证表现共见为辨证要点。在临床中，应与风热犯肺证、燥邪犯肺证相鉴别，具体鉴别如表8-12。另外，应与风寒表证相鉴别，其主要鉴别点为风寒犯肺证以咳嗽、咳痰色白清稀为主症，兼见风寒表证表现，且表证一般较轻；风寒表证以恶寒发热，恶寒较重为主，咳嗽为或有之症，即使出现也较轻微。

表8-12 风寒犯肺证、风热犯肺证、燥邪犯肺证鉴别要点

证候	相同症状	不同症状	舌象	脉象
风寒犯肺证	咳嗽、咳痰	咳痰稀白，恶寒重发热轻，鼻塞流清涕，喉痒，身痛，无汗	苔薄白	脉浮紧
风热犯肺证		咳痰黄稠，发热重恶寒轻，鼻塞流浊涕，口干咽痛	舌尖红，苔薄黄	脉浮数
燥邪犯肺证		干咳或痰少质黏，口舌咽喉干燥，微恶寒发热，无汗或少汗	苔薄白而干	脉浮偏数

（4）相关知识：本证常由外感风寒，侵袭肺卫所致。临床主要表现为：肺部症状，即咳嗽，气喘，喉痒不适，咳痰色白而稀；风寒症状，即鼻流清涕，微恶寒发热，身痛无汗，舌苔薄白，脉浮紧。

案例5 韩某，女，24岁。自述周末外出，汗出受风。现症见咳嗽，咽痛，发热，

体温38℃，微恶风寒，鼻流浊涕，舌红，苔薄黄，脉浮数。

（1）诊断：风热犯肺证。

（2）分析：患者外出游玩，感受风热之邪，风热犯肺，肺失清肃而上逆则咳嗽；风热为阳邪，灼液为痰，故咳痰黄稠；肺卫失宣，正邪相争，故发热，微恶风寒；鼻为肺窍，肺气失宣，且津液为风热所熏，则鼻塞，流浊黄涕；风热上犯咽喉，灼伤津液，则口干咽痛；舌尖红、苔薄黄、脉浮数为风热外袭之象。

（3）辨证要点：多有外感风热病史，以咳嗽、痰少色黄及风热表证表现为辨证要点。本证在临床中，应与风寒犯肺证、燥邪犯肺证相鉴别，具体鉴别见表8－12。另外，应与风热表证相鉴别，其主要鉴别点为风热犯肺证以咳嗽、咳痰色黄为主症，兼见风热表证表现，且表证一般较轻；风热表证以恶寒发热，发热较重为主，咳嗽为或有之症，即使出现也较轻微。

（4）相关知识：本证常由外感风热，侵袭肺卫所致。临床主要表现：肺部症状，即咳嗽，气喘，喉痒不适，咳痰色白而稀；风热症状，即鼻流浊涕，微恶风寒，舌苔薄黄，脉浮数。

案例6　徐某，男，52岁。入秋以来，自感身热，恶风，咳嗽，痰少而黏，不易咳出，并见少量血丝，口鼻干燥，大便偏干，舌尖红，脉浮数。

（1）诊断：燥邪犯肺证。

（2）分析：秋季气候干燥，燥邪犯肺，肺失清润，肺气上逆，则咳嗽，痰少而黏，不易咳出；燥邪化火，灼伤肺络，可见咯血丝少许；燥邪伤津，肺系失润，则口鼻干燥；燥邪外袭，卫表失和，则身热，恶风；舌尖红，脉浮数，均为燥邪外袭之象。

（3）辨证要点：多见于秋季，以干咳，痰少而黏，口鼻干燥等肺系津伤症状伴有轻微表证为辨证要点。本证在临床中，应与风寒犯肺证、风热犯肺证相鉴别，具体鉴别见表8－12所示。

（4）相关知识：本证常因时处秋季，或干燥之地，感受燥邪，或风温之邪化燥，损伤肺津所致。临床主要表现：肺部症状，即干咳无痰，或痰少难咯，甚则胸痛，痰中带血，唇、舌、咽、鼻干燥；表证表现，轻微恶寒发热，头身酸痛，舌尖红，苔薄而干，脉浮紧或数。

案例7　孙某，女，65岁。咳嗽、气喘5年余。近1周，由于气温骤降，症状加重。现症见咳嗽频作，痰多色白清稀，喉中痰鸣有声，胸闷，恶寒肢冷，口淡不渴，舌淡胖，苔白滑，脉沉紧。

（1）诊断：寒痰阻肺证。

（2）分析：本证患者素有痰疾，复感寒邪，内客于肺，肺失宣降，肺气上逆则咳嗽；寒湿不化，聚而成痰，故痰多色白清稀；痰阻气道，呼吸不畅，故胸闷，气喘，痰鸣；寒性凝滞，阳气被郁而不达，肌肤失于温养，故形寒肢冷；舌淡胖，苔白滑，脉沉紧，均为寒痰内阻之象。

（3）辨证要点：以咳喘痰鸣，咳痰量多，清稀色白，以及实寒表现共见为辨证要点。

（4）相关知识：本证的常见病因有外感寒邪，引动伏痰，或脾阳不足，寒从中生，聚湿生痰，寒痰阻肺。本证的诊断中，应注意伏痰因素。主要临床表现：肺部症状，即咳嗽，痰多易咳出，色白，质黏稠或清稀，胸闷，甚则气喘痰鸣，舌淡，苔白腻或白滑，脉沉紧或弦滑；实寒证的表现，即形寒肢冷，口淡不渴等。

案例8　刘某，男，25岁。暑日外出，回家后即觉不适，第2天即见咳嗽，呼吸气粗，胸痛，咽喉肿痛，面红身热，心烦口渴，喜冷饮，尿黄便秘，舌红，苔黄燥，脉洪数有力。

（1）诊断：肺热炽盛证。

（2）分析：患者暑日外出，感受热邪。热邪犯肺，肺失宣降，气逆于上，故见咳嗽，呼吸气粗，胸痛；火热熏蒸，故咽喉肿痛，面红身热，心烦口渴，喜冷饮，尿黄便秘，舌红，苔黄燥，脉洪数有力。

（3）辨证要点：以咳喘气急与里实热见症共见为辨证要点。本证在临床中应与痰热壅肺证相鉴别，主要鉴别要点见表8-13。

表8-13　肺热炽盛证和痰热壅肺证鉴别要点

证候	相同症状	不同症状	舌象	脉象
肺热炽盛证	咳嗽，咳痰黄稠	肺部症状较轻，实热表现明显，主要表现为鼻翼扇动，呼吸气粗，尿黄便秘等，一般预后良好，但亦可发展成痰热壅肺证	舌红苔黄	脉数
痰热壅肺证		病位在肺，病情较重，以咳喘、胸痛，痰多黄稠或有脓血腥臭痰等症状为主，兼壮热汗出、口渴，尿黄便干等里热炽盛表现	舌红苔黄腻	脉滑数

（4）相关知识：本证多由外感风热犯肺，或风寒化热入肺，热邪壅盛所致。主要临床表现：肺部症状，即咳嗽喘急，鼻扇，胸痛；里实热证的表现，发热烦渴，面赤，咽喉肿痛，尿黄便秘，舌红，苔黄燥，脉洪数有力。

案例9　于某，女，35岁。患者自述1周前出现鼻塞、咳嗽等感冒症状。现因咳嗽加重伴高热而来急诊。现症见咳嗽剧烈，痰多，色黄稠，夹有脓血，呼吸急促，胸痛，高热汗出，渴喜冷饮，小便色黄，大便干结，面红，烦躁，体温39℃，舌质红，苔黄腻，脉滑数。

（1）诊断：痰热壅肺证。

（2）分析：本证患者1周前即感冒，外感之邪入里化热，炼液为痰，痰热壅肺，肺失清肃，肺气上逆，故咳喘、咳痰黄稠量多、呼吸急促；痰热阻滞肺络，气滞血壅，故见痰中带血、胸痛；里热炽盛，则见高热汗出，渴喜冷饮，小便色黄，大便干结，面红，烦躁；舌红、苔黄腻、脉滑数为痰热壅盛之象。

（3）辨证要点：以咳喘、咳黄稠或脓血腥臭痰及里实热见症共见为辨证要点。本证在临床中多与肺热炽盛证相鉴别，主要鉴别要点如表8-13所示。

（4）相关知识：本证可因温热之邪犯肺引起，也可因患者宿痰化热，壅阻肺络而致。主要临床表现为：肺部症状，即咳喘，喉间痰鸣，咳痰黄稠量多或为脓血腥臭痰，甚则鼻扇胸痛；里实热证的表现，即身热烦躁，大便秘结，小便短黄，舌红，苔黄腻，脉滑数。

案例 10　李某，女，50 岁。假日期间，因过食肥甘生冷之品，突然腹痛腹泻，里急后重，下痢赤白黏冻，肛门灼热，小便色黄，发热烦渴，舌红，苔黄腻，脉滑数。

（1）诊断：大肠湿热证。

（2）分析：患者假日期间，多食肥甘，又吃生冷瓜果，饮食难化，湿热内生。湿热之邪侵犯大肠，壅阻气机，故腹痛；湿热下迫直肠，气机壅滞不畅，大肠传导失司，则见里急后重；湿热下注，肛门灼热；湿热内盛，耗伤津液，则发热烦渴，小便色黄；舌红、苔黄腻、脉滑数为湿热内盛之象。

（3）辨证要点：以下痢脓血黏液或腹痛、暴泻、里急后重及湿热表现共见为辨证要点。本证在临床中多与湿热蕴脾证相鉴别，主要鉴别要点见表 8 - 14。

表 8 - 14　大肠湿热证与湿热蕴脾证鉴别要点

证候	相同症状	不同症状
大肠湿热证	腹泻，舌红，苔黄腻，脉滑数	下痢赤白黏冻，腹痛，里急后重
湿热蕴脾证		脘腹痞胀，口苦厌食，便溏不爽

（4）相关知识：本证可由饮食不节而致，也可因夏秋之际，外感暑湿之邪引起。临床中可注意患者的发病时间及发病原因。大肠病症状，即腹痛，下痢脓血，里急后重，或暴注下泻，色黄臭秽，肛门灼热；湿热证表现，即小便短赤，身热口渴，舌红，苔黄腻，脉滑数。

案例 11　陈某，男，45 岁。6 小时前饮酒后突感右上腹疼痛，自服藿香正气水、黄连素等药物不效，大便干结，时有神昏，小便少而黄，体温 38.9℃。墨菲征（＋），白细胞 11.2×10^9/L，B 超提示胆囊炎。平素便秘，4～5 日一行，常有午后发热，面色潮红，舌苔黄厚干焦，尖有芒刺，脉滑数。

（1）诊断：肠热腑实证。

（2）分析：患者平素大便不畅，肠中津液不足，加之饮酒呕吐更伤津液。邪热与糟粕互结肠道，形成燥屎，腑气不通，故腹胀满疼痛，大便秘结；大肠属阳明经，阳明经气旺于日晡，热腾于中，蒸津外出，故午后发热；邪热蒸腾，闭阻心神，则神昏；热盛迫血妄行则面色潮红；热结津亏，故小便黄少，舌苔黄厚干焦，起芒刺；燥热内结，邪气迫急，故脉滑数。

（3）辨证要点：以腹满硬痛拒按、便秘及里实热见症共见为辨证要点。

（4）相关知识：本证常因邪热炽盛、津液暗耗而致，若误用发汗而津液外泄，致使肠中燥屎内结，也可导致此证。主要临床表现为：脐腹胀满硬痛拒按，大便秘结，或泻下青黑色恶臭粪水，壮热，或日晡潮热，汗出，口渴，烦躁失眠，甚则神昏谵语，狂乱，舌苔黄厚干焦，起芒刺，甚则焦黑燥裂，脉沉数有力或沉迟有力。

案例 12　王某，女，32 岁。自述生产后 1 年余，常出现大便干燥难解，数日一行，腹胀，口干咽燥，头晕口臭，舌红少津，苔黄燥，脉细涩。

（1）诊断：肠燥津亏证。

（2）分析：患者系产后妇女，生产耗伤津液，肠道阴液不足，失于濡润，传导失司，故大便干燥秘结难解，甚数日一行；津液亏虚，不能上承，则口燥咽干；大便日久不解，腑气不通，秽浊之气不得下泄而上逆，故腹胀，头晕，口臭；阴液不足，燥热内生，故舌红少津，苔黄燥；津亏脉道失养，血行涩滞，则脉细涩。

（3）辨证要点：以长期便秘及津液不足的表现共见为辨证要点。

（4）相关知识：本证的常见病因是素体阴亏，或年老精血不足，或产后、久病、邪热等耗伤阴血。主要临床表现为：大肠病症状，即大便干燥秘结难解，数日一行，或伴头晕，口臭，嗳气，腹胀；津亏症状，即口干咽燥，舌红少津，苔黄燥，脉细涩。

案例 13　桑某，男，5 岁。面黄消瘦，面颊有白斑。其家长诉，患儿长期食欲不振，烦躁不安，睡眠不稳，近日频发腹痛，痛无定时，遂来就诊。舌淡，脉弦细。予驱虫药后，排除蛔虫 2 条。

（1）诊断：虫积肠道证。

（2）分析：虫居肠道，争食水谷，吮吸精微，影响到脾胃的受纳、消化及运化功能，而见食欲不振；蛔虫内扰，则脐腹部不适而疼痛；虫动则痛，虫静则止，故虫痛发作常无定时，反复发作，或随便排出；阴血不足，虚火内生，则烦躁不安，睡眠不稳，舌淡，脉弦细。

（3）辨证要点：以脐腹时痛，大便排虫，或粪检见虫卵为辨证要点。

（4）相关知识：本证的常见病因是饮食不洁，虫卵随食物进入体内，寄生肠道。临床中，患儿还可见异食癖、磨牙、白晴蓝斑，严重者可出现蛔厥。主要临床表现为：胃脘嘈杂，时作腹痛，或嗜食异物，大便排虫，面黄形瘦，睡中龄齿，或鼻痒，面部出现白色虫斑，白睛见蓝斑，或突发腹痛，按之有条索状，甚至剧痛而汗出肢厥，呕吐蛔虫。

【实训小结】

本节重点对肺与大肠病证候的四诊操作规范，以及病机分析、证候鉴别、临床辨证思维技能进行实训。

1. 要掌握肺与大肠病证的主要临床表现：

（1）肺主宣肃失司：咳嗽、气喘。

（2）肺主通调水道功能异常：胸闷、咳痰、浮肿。

（3）肺窍不利：鼻塞流涕、喷嚏。

（4）肺主卫外、合皮毛功能失常：自汗、畏风、易感。

（5）肺之门户咽喉不利：喉痒音哑、失音。

（6）大肠传导功能失职：腹痛、便秘、泄泻。

2. 在上述基础上，结合八纲辨证、病性辨证等辨证方法，掌握肺气虚证、肺阴虚证、肺阳虚证、风寒犯肺证、风热犯肺证、燥邪犯肺证、肺热炽盛证、痰热壅肺证、寒痰阻肺证、大肠湿热证、肠燥津亏证、虫积肠道证、肠热腑实证的临床表现、病机分析、辨证要点及相似证鉴别。

【思考与练习】

1. 肺气虚证、肺阳虚证、肺阴虚证、风寒犯肺证、风热犯肺证、燥邪犯肺证、寒痰阻肺证、肺热炽盛证、痰热壅肺证、大肠湿热证、肠热腑实证、肠燥津亏证、虫积肠道证的辨证要点是什么？

2. 肺气虚证与肺阳虚证的鉴别要点是什么？

3. 风寒犯肺证、风热犯肺证及燥邪犯肺证的鉴别要点是什么？

4. 肺热炽盛证与痰热壅肺证的鉴别要点是什么？

5. 大肠湿热证与湿热蕴脾证的鉴别要点是什么？

第四节 肝与胆病辨证

【实训内容】

1. 肝与胆病各证的临床表现、辨证要点和病机分析。

2. 肝血虚证、肝阴虚证的鉴别要点。

3. 肝与胆病各证的临床辨证思维。

【实训要求】

1. 掌握肝郁气滞证、肝火炽盛证、肝阳上亢证、肝风内动证、肝血虚证、肝阴虚证、寒滞肝脉证、胆郁痰扰证、肝胆湿热证的概念、临床特征及辨证要点。

2. 熟悉肝郁气滞证、肝火炽盛证、肝阳上亢证、肝风内动证、肝血虚证、肝阴虚证、寒滞肝脉证、胆郁痰扰证、肝胆湿热证的病机特点。

【重点难点】

1. 肝胆病常见证候的临床特点及辨证方法。

2. 肝胆病的病机。

3. 肝胆病常见相似证的鉴别。

【实训操作】

案例1 李某，女，36岁。患者长期从事打字工作，2个月来觉两目干涩，近几日加重，现见两目干涩，视物模糊，肢体麻木，爪甲不荣，头晕目眩，面白，月经量少，色淡，舌淡，脉细。

（1）诊断：肝血虚证。

（2）分析：患者长期从事打字工作，久耗阴血，而致肝血亏虚。肝血亏虚，目睛失养，见两目干涩，视物模糊；筋脉、爪甲失养则肢体麻木；爪甲不荣，头面失养，故头晕目眩，面白无华；冲任失养则血海空虚，月经量少色淡；舌淡苔白、脉细为血虚典型舌脉征象。

（3）辨证要点：以筋脉、爪甲、目睛失养与血虚见症共见为辨证要点。本证应与肝阴虚证加以鉴别，主要鉴别要点见表 8 - 15。

表 8 - 15　肝血虚证与肝阴虚证的鉴别要点

证候	相同症状	不同症状	舌象	脉象
肝血虚证	头晕目眩，两目干涩	面白无华，肢体麻木，关节不利，月经量少、色淡	舌淡	脉虚细
肝阴虚证		耳鸣如蝉，视力减退，面部烘热，五心烦热，潮热盗汗	舌红少津	脉弦细数

（4）相关知识：本证多由肾精亏虚，精不化血，或脾胃虚弱，化源不足，或久病耗伤阴血，或失血过多等原因所致。主要临床表现：目、爪甲、筋脉失养的症状，即视物模糊或夜盲，爪甲不荣，肢体麻木；冲任失养的症状，即妇女月经量少色淡，甚则闭经；血虚的一般见症，如眩晕耳鸣，面白无华，舌淡，脉细等。

案例 2　刘某，女，65 岁。患者自诉平素由于工作过忙，经常头晕耳鸣，近 2 个月来发现血压升高，150 ~ 180/90 ~ 110mmHg，现症见头晕头痛，耳鸣如蝉，胁肋隐隐灼痛，口燥咽干，失眠多梦，盗汗，脉细数，舌红。

（1）诊断：肝阴虚证。

（2）分析：该患者劳累过度，暗耗肝阴。肝阴不足，肝经循行部位失润则见头晕头痛，耳鸣如蝉，胁肋隐隐灼痛；肝阴不足，口咽失润则口燥咽干；虚热扰神则失眠多梦；虚热迫津外泄则盗汗；舌红、脉细数为虚热内生之征。

（3）辨证要点：以头目、筋脉、肝络失润与阴虚见症共见为辨证要点。本证应与肝血虚证鉴别，主要鉴别要点见表 8 - 15。

（4）相关知识：本证多由情志不遂，气郁化火，或温热病后期，耗伤肝阴，或肾阴不足，水不涵木所致。临床主要表现：肝阴不足，循行部位失润的症状，即头晕耳鸣，两目干涩，视力减退，或胁肋隐隐灼痛；阴虚的一般见症，如面部烘热或颧红，口燥咽干，五心烦热，潮热盗汗，舌红少津，脉弦细数。

案例 3　李某，男，51 岁。患急性无黄疸型肝炎 5 月余，经中西医治疗，肝功能及蛋白电泳仍不正常。现症：肝区时常疼痛，胸闷不舒，不思饮食，精神抑郁，善太息，头晕失眠，舌淡红，脉弦。

（1）诊断：肝郁气滞证。

（2）分析：该患者罹患肝疾 5 月余，情绪波动，实属情志不遂致病。肝主疏泄，喜条达，恶抑郁，肝失疏泄，气机郁滞，则见肝经循行部位的胸胁胀满疼痛，情志抑郁，善太息；肝郁犯脾，脾之运化失司，则不思饮食；弦脉为肝病之脉。

（3）辨证要点：以情志抑郁、肝经循行部位胀痛为辨证要点。肝郁气滞，通常为肝病初期之证，日久未愈，常可入里化热，而生肝火炽盛证。两证鉴别要点见表8 - 16。

表 8-16 肝郁气滞证与肝火炽盛证的鉴别要点

证候	相同症状	不同症状	舌象	脉象
肝郁气滞证	胁痛，乳房及少腹胀痛，情志异常	情志抑郁或易怒，肝经循行部位胀痛及妇女月经失调	舌淡红，苔薄白	脉弦
肝火炽盛证		头晕胀痛，胁肋灼痛，急躁易怒，吐血，大便秘结，溲黄	舌红苔黄	脉弦数

（4）相关知识：本证多由情志不遂，或突然遭受精神刺激，或病邪侵扰，导致肝之疏泄失常所致。主要临床表现：气机郁滞，经气不利的症状，即胸胁、乳房或少腹胀满窜痛，情志抑郁或易怒，喜太息；冲任失调的症状，即气滞痰凝所致的咽部异物感，或见瘿瘤、瘰疬、乳癖；气滞血瘀的症状，即胁下积块；肝郁气滞可见脉弦。

案例 4 张某，男，32岁。嗜食辛辣，好烟酒，身体素感不适。现症见头晕胀痛，面红目赤，急躁易怒，口苦口干，胁肋灼痛，耳鸣如潮，失眠多梦，大便秘结，小便黄短，舌红苔黄，脉弦数。

（1）诊断：肝火炽盛证。

（2）分析：患者嗜食辛辣，好烟酒，郁热化火而致肝火炽盛证。肝火循经上攻头目，故头晕胀痛，面红目赤；热扰心神，则急躁易怒，失眠多梦；肝热移胆，胆热循经上冲，则耳鸣如潮；肝热夹胆气上溢，则口苦口干；热灼津伤，则大便秘结，小便短黄；舌红苔黄，脉弦数，均为实热典型舌脉征象。

（3）辨证要点：以肝经循行部位的火热见症为辨证要点。肝火炽盛证是肝火内炽，气火上逆，内扰于肝所表现的实热证候，与肝郁气滞证和肝阳上亢证可相互转化，应注意鉴别诊断。肝火炽盛证与肝郁气滞证的鉴别要点见表 8-16，与肝阳上亢证的鉴别要点见表 8-17。

表 8-17 肝阳上亢证与肝火炽盛证的鉴别要点

证候	相同症状	不同症状	舌象	脉象
肝阳上亢证	眩晕耳鸣，头目胀痛，面红目赤，急躁易怒，失眠多梦	腰膝酸软，头重脚轻	舌红少津	脉弦或细数
肝火炽盛证		胁肋灼痛，吐血，大便秘结，小便短黄	舌红，苔黄	脉弦数

（4）相关知识：本证多因情志不遂，气郁化火，或嗜烟酒辛辣肥甘之物，蕴热化火，或邪热内侵，他脏火热累及肝脏所致。主要临床表现：头晕胀痛，面红目赤，耳鸣如潮，或耳内肿痛流脓，口苦咽干，急躁易怒，胁肋灼痛，不寐或恶梦纷纭，尿黄便结，或吐血、衄血，舌红苔黄，脉弦数。

案例 5 顾某，男，60岁。患者自诉平素性情急躁，因头痛眩晕多日来就诊。现症见眩晕耳鸣，头目胀痛，面红耳赤，性急易怒，失眠多梦，腰膝酸软，头重脚轻，舌红少津，脉弦有力。

（1）诊断：肝阳上亢证。

（2）分析：该患者平素性情急躁，肝火亢盛，日久肝火灼伤肝肾之阴，阴不制阳，相火妄动，则见头痛眩晕，头重，耳鸣，面红耳赤，失眠多梦；肝肾阴虚，筋骨失养，见腰膝酸软，脚轻；舌红少津，脉弦有力，均为肝肾阴虚阳亢典型的舌脉征象。

（3）辨证要点：以上盛（头重、头胀、头晕）和下虚（脚轻、腰膝酸软无力）共见为辨证要点。肝郁气滞、肝火炽盛、肝阴不足、肝阳上亢四证的病理机制可不断变化。如肝气久郁，可以化火；肝火上炎，火热炽盛，可以灼铄肝阴；肝阴不足，可致肝阳上亢；肝阳亢盛又可化火。所以，在辨证上既要掌握其临床表现的各个特征，又要分析其内在联系的不断变化，才能及时进行判断。四证鉴别要点见表 8 – 18。

表 8 – 18　肝郁气滞、肝火炽盛、肝阴不足、肝阳上亢四证鉴别要点

证候	性质	症状	舌象	脉象
肝郁气滞证	实证	胸胁少腹胀痛，太息，易怒，妇女月经不调	薄白	弦
肝火炽盛证	实热证	头晕胀痛，面红目赤，耳鸣如潮，口苦咽干，急躁易怒，胁肋灼痛，不寐，溲黄便结	舌红苔黄	弦数
肝阴不足证	虚证	头晕耳鸣，胁痛目涩，颧红潮热，口燥咽干，五心烦热，潮热盗汗	舌红少津	弦细数
肝阳上亢证	本虚标实证	头痛眩晕，面红目赤，耳鸣，失眠多梦，急躁易怒，腰膝酸软	舌红	弦而有力

（4）相关知识：本证多因恼怒伤肝，郁而化火，火热耗伤肾肾之阴，或因房劳所伤，年老肾亏，水不涵木，使肝肾阳亢阴亏所致。临床主要表现：眩晕耳鸣，头目胀痛，头重，面红目赤，失眠多梦，急躁易怒，腰膝酸软，舌红少津，脉弦有力或弦细数。

案例 6　翟某，男，46 岁。患者素有眩晕耳鸣，腰膝酸软，加重 1 年余。现症见眩晕欲仆，头摇头痛，语言謇涩，项强肢颤，性情急躁易怒，手足麻木，步履不稳，舌红，脉弦细。

（1）诊断：肝阳化风证。

（2）分析：患者眩晕耳鸣，腰膝酸软，即素有肝阳上亢的病史，日久则引动肝风；肝阳亢逆，上扰清窍，则眩晕欲仆；气血上冲，壅滞脉络，则头痛；阳亢风动，筋脉挛急，则见项强肢颤，语言謇涩；阴亏筋脉失养，则见手足麻木；风动于上，阴亏于下，筋脉失养，则见步履不稳；舌红、脉弦细为肝肾阴亏阳亢之象。该证的鉴别诊断为：本案以平素即有头晕目眩等肝阳上亢之病史，而又突见动风之象，甚或猝然昏倒，半身不遂为辨证要点，是肝风内动的一个类型。肝风内动证泛指患者出现以眩晕欲仆、抽搐、震颤等具有"动摇"特点症状为主的一类证候。根据病机的不同，分为肝阳化风、热极生风、阴虚动风和血虚生风等不同类型，本案属肝阳化风证。四种不同类型肝风内动证的鉴别见表 8 – 19。本证还应与肝阳上亢证相鉴别，见表 8 – 20。

表 8-19　肝风内动证四型鉴别要点

证候	相同症状	不同症状	舌象	脉象
肝阳化风证	震颤、抽搐等动风症状	眩晕，肢麻震颤，头胀痛为主症，甚或猝然昏倒，半身不遂	舌红，苔白或腻	弦而有力
热极生风证		发病急，病程短，高热神昏	舌红绛	弦数有力
阴虚动风证		潮热颧红，口燥咽干等阴虚见症	舌红少津	弦细数
血虚生风证		面色无华，爪甲不荣等血虚见症	舌淡苔白	细

表 8-20　肝阳上亢证与肝阳化风证的鉴别要点

证候	相同症状	不同症状	舌象	脉象
肝阳上亢证	眩晕耳鸣，头目胀痛	腰膝酸软，头重脚轻	舌红少津	脉弦或细数
肝阳化风证		眩晕欲仆，头摇肢颤，语言謇涩，手足麻木，步履不稳等	舌红	脉弦细

（3）辨证要点：以肝阳上亢病史与突发动风或猝然昏倒、半身不遂为辨证要点。

（4）相关知识：本证多由肝肾之阴久亏，阴不制阳，阳亢化风，或情志不遂，肝郁化火伤阴所致。主要临床表现：轻者表现为眩晕欲仆，头摇头痛，语言謇涩，项强肢颤，手足麻木，步履不正，舌红，脉弦细；重者表现为突然昏倒，不省人事，口眼歪斜，半身不遂，舌强不语，喉中痰鸣，舌红，苔黄腻，脉弦有力。

案例 7　顾某，男，5 岁。高热 3 天，突见神昏，四肢抽搐，颈项僵直，两目上视，舌红绛，苔黄燥，脉弦数。

（1）诊断：热极生风证。

（2）分析：该患儿邪热亢盛，内陷心包，心神内闭，则见高热，神昏；邪热燔灼肝经，筋脉失养，动极生风，故见四肢抽搐，颈项强直；肝开窍于目，热循肝经上犯，则两目上视；舌红绛，苔黄燥，脉弦数，均为肝经热盛之征。

（3）辨证要点：以高热神昏与四肢抽搐、颈项强直等动风见症共见为辨证要点。热极生风证应与肝阳化风证、阴虚动风证、血虚动风证相鉴别，鉴别见表 8-19。

（4）相关知识：本证多由外感温热病邪，热极动风所致。主要临床表现：里热炽盛的症状，即高热神昏，躁扰如狂；动风的症状，如四肢抽搐，颈项强直，甚至角弓反张，两目上视，牙关紧闭；舌红绛，苔黄躁，脉弦数，均为热极生风之征。

案例 8　张某，男，65 岁。肢体震颤进行性加剧 1 年余，服西药疗效不佳。现见两手震颤抖动不已，行走时跌冲向前，眩晕耳鸣，潮热颧红，口燥咽干，舌红少津，脉细数。

（1）诊断：阴虚动风证。

（2）分析：患者年事渐高，阴精渐亏，终致虚风内动。阴虚风动，则两手震颤抖动不已，行走不稳；阴虚不能上濡头目，则眩晕耳鸣；虚火上炎，则见潮热颧红；津不上承，则见口燥咽干；舌红少津、脉细数为阴虚之象。

（3）辨证要点：以阴虚与手足蠕动、肢体震颤等动风见症共见为辨证要点。阴虚动风证是指阴液亏虚，筋脉失养导致动风所形成的证候，应与血虚生风证相鉴别，见表8－19。

（4）相关知识：本证多因外感热病后期阴液耗损，或内伤久病，阴液亏虚，致筋脉失养而成。主要临床表现：手足蠕动与眩晕耳鸣，潮热盗汗，颧红咽干，形体消瘦，舌红少苔，脉细数等阴虚之象共见。

案例9　王某，女，36岁。患者面部肌肉颤动2年余。现面部肌肉颤动，肢体麻木，关节拘急不利，眩晕耳鸣，面色无华，爪甲不荣，舌淡脉细。

（1）诊断：血虚生风证。

（2）分析：患者肝血不足，筋脉失养，虚风内动，故见面部肌肉颤动；血虚不能濡养肢体，则见肢体麻木，关节拘急不利；血虚不能上荣头面，故眩晕耳鸣；面白无华，爪甲不荣，舌淡脉细，均为血虚之征。

（3）辨证要点：以血虚与动风见症共见为辨证要点。本证当与肝风内动证的其他类型相鉴别，具体见表8－19。

（4）相关知识：本证多因慢性失血过多，或久病失血致筋脉失养而成。主要临床表现：手足震颤，肌肉眴动等动风之象，以及肢体麻木，关节拘急不利，眩晕耳鸣，面色无华，爪甲不荣，舌淡脉细等血虚之象共见。

案例10　柳某，男，36岁。患者2年前因天冷下河而阳缩，服中药数十剂无效，经某医院检查，未发现器质性病变。现自觉阴囊有凉气上窜，小腹及大腿发凉，即使热天也要穿秋裤，善太息，遇寒或生气后则加重，舌淡，苔薄白，脉弦紧。

（1）诊断：寒滞肝脉证。

（2）分析：该患者因天冷下河，寒袭肝脉而致本证。肝经循行经过少腹、阴器，寒邪侵袭肝经，阳气被遏，故见少腹、大腿发凉，阴囊有凉气上窜；寒客肝脉，肝失疏泄，则善太息，诸症遇寒或生气后加重，脉弦紧。

（3）辨证要点：以肝经部位冷痛与实寒见症共见为辨证要点。本证应与胃寒证相鉴别，见表8－21。

表8－21　寒滞肝脉证与胃寒证的鉴别要点

证候	相同症状	不同症状	舌象	脉象
寒滞肝脉证	腹部疼痛，遇寒加剧，得温痛减，形寒肢冷	少腹、睾丸坠胀冷痛	舌淡苔白滑	脉沉弦
胃寒证		疼痛在上腹部，伴呕吐恶心，吐后痛减	舌淡苔白滑	脉沉弦

（4）相关知识：本证多因感受寒邪所致。其常见少腹牵引阴部坠胀冷痛，或阴囊收缩引痛，或见颠顶冷痛，干呕，形寒肢冷，遇寒加剧，得温痛减，舌淡，苔白滑，脉沉弦或迟。

案例11　张某，男，40岁。患者长期心情不畅，平素饮酒较多，10余日前大量饮酒后见右胁胀痛，目黄，尿黄，恶心，呕吐，纳呆，舌暗红，苔黄腻，脉弦。

（1）诊断：肝胆湿热证。

（2）分析：患者心情郁闷，肝气郁结，平素饮酒较多，内蕴湿热，湿热熏蒸肝胆，胆汁不循常道，溢于脉外则目黄、尿黄；气机不畅，则胁肋胀痛；肝木侮土，脾胃运化失调，则恶心，纳呆，呕吐；舌暗红，苔黄腻，脉弦，均为湿热内盛之象。

（3）辨证要点：以胁肋胀痛、厌食腹胀、身目发黄、阴部瘙痒与湿热见症共见为辨证要点。本证应与湿热蕴脾证相鉴别，见表 8 - 22。

表 8 - 22　肝胆湿热证与湿热蕴脾证的鉴别要点

证候	相同症状	不同症状	舌象	脉象
肝胆湿热证	身热口渴，身目发黄，脘腹痞闷，纳呆呕恶	胁肋胀痛，寒热往来、带下色黄臭秽	舌红苔黄腻	脉弦数
湿热蕴脾证		肢体困重，小便短黄，大便溏泄不爽	舌红苔黄腻	脉濡数

（4）相关知识：本证多因感受湿热之邪，或嗜食肥甘厚腻之品，湿热内生，或脾胃运化失司，湿浊化热，蕴结肝胆所致。主要临床表现：肝胆疏泄失常的症状，即胁肋部胀痛灼热，口苦，寒热往来，身目色黄鲜明；肝木克脾土，脾胃升降失司，则见厌食腹胀，恶心，大便不调；湿热循经下注的症状，即小便短赤，男子阴囊湿疹，睾丸肿胀热痛，女子带下黄臭，外阴瘙痒；舌红苔黄腻，脉弦数或滑数，均为肝胆湿热之征象。

案例 12　李某，女，33 岁。患者 2 个月前精神受刺激，渐出现失眠，头晕耳鸣，多医治疗无效。现症见失眠多梦，且易惊醒，头晕耳鸣，烦躁不宁，胆怯，口苦呕恶，胸胁痞闷，舌红，苔黄腻，脉弦数。

（1）诊断：胆郁痰扰证。

（2）分析：该患者为情志不遂致病，胆经络于头目，痰热循经上扰，故见眩晕耳鸣；痰热扰胆，胆气不宁，则惊悸不寐，烦躁不宁；热迫胆气上逆，故口苦；痰浊阻于中焦，胃失和降，故见呕恶；气机失运，清阳不布，则胸胁痞闷；舌红，苔黄腻，脉弦数，均为胆郁痰扰之征。

（3）辨证要点：以惊悸、失眠、眩晕、苔黄腻为辨证要点。胆郁痰扰证是指胆失疏泄、痰热内扰所致的证候，应与肝胆湿热证相鉴别，见表 8 - 23。

表 8 - 23　胆郁痰扰证与肝胆湿热证的鉴别要点

证候	相同症状	不同症状	舌象	脉象
胆郁痰扰证	口苦呕恶，胁肋胀闷	惊悸，不寐，眩晕	舌红苔黄腻	脉弦数
肝胆湿热证		寒热往来，阴部瘙痒，睾丸肿胀热痛，带下色黄臭秽	舌红苔黄腻	脉弦数

（4）相关知识：本证多由情志不遂，气郁生痰，蕴久化热，痰热互结，胆气被扰所致。主要临床表现：胆怯易惊，惊悸不宁，烦躁不安，失眠多梦，眩晕耳鸣，胸胁满闷，口苦欲呕，舌红，苔黄腻，脉弦数。

【实训小结】

本节重点对肝胆病证候的四诊操作规范，以及病机分析、证候鉴别及临床辨证思维技能进行实训。

1. 要掌握肝胆病证的主要临床表现：

（1）肝失疏泄的主要表现：胀痛窜痛、胸闷太息、情志抑郁、月经不调。

（2）肝开窍于目、主筋、司运动功能失司的主要表现：视力下降、目疾、拘急、抽搐、震颤、蠕动、瘫痪等。

（3）肝经绕阴器、抵少腹、布胁肋功能失调的主要表现：阴器、少腹、胁肋部位胀、满、肿、痛。

（4）胆藏胆汁、主决断功能失司的主要表现：口苦、呕胆汁、黄疸、胆怯、失眠、惊悸。

2. 在上述基础上，结合八纲辨证、病性辨证等辨证方法，掌握肝郁气滞证、肝火炽盛证、肝阳上亢证、肝风内动证、肝血虚证、肝阴虚证、寒滞肝脉证、胆郁痰扰证、肝胆湿热证等的临床表现、病机分析、辨证要点及相似证鉴别。

【思考与练习】

1. 肝血虚证、肝阴虚证、肝郁气滞证、肝火炽盛证、肝阴不足证、肝阳上亢证、肝阳化风证、热极生风证、阴虚动风证、肝风内动证、寒滞肝脉证、肝胆湿热证、胆郁痰扰证的辨证要点是什么？

2. 肝血虚证、肝阴虚证在临床如何鉴别？

3. 肝郁气滞证、肝火炽盛证在临床如何鉴别？

4. 肝火炽盛证、肝阳上亢证在临床如何鉴别？

5. 肝火炽盛证的辨证要点是什么？

6. 肝阳化风证、肝阳上亢证在临床如何鉴别？

7. 热极生风证、肝阳化风证在临床如何鉴别？

8. 阴虚动风证、血虚生风证在临床如何鉴别？

9. 寒滞肝脉证、胃寒证在临床如何鉴别？

10. 肝胆湿热证、湿热蕴脾证在临床如何鉴别？

11. 胆郁痰扰证、肝胆湿热证在临床如何鉴别？

第五节　肾与膀胱病辨证

【实训内容】

1. 肾与膀胱病各证的临床表现、辨证要点和病机分析。

2. 相似证的鉴别要点。

3. 肾与膀胱病各证的临床辨证思维。

【实训要求】

1. 掌握肾阳虚证、肾阴虚证、肾精不足证、肾气不固证、肾不纳气证、肾虚水泛证、膀胱湿热证的概念、临床特征及辨证要点。

2. 熟悉肾阳虚证、肾阴虚证、肾精不足证、肾气不固证、肾不纳气证、肾虚水泛证、膀胱湿热证的病机特点。

【重点难点】

1. 肾与膀胱病常见证候的临床特点及辨证方法。
2. 肾与膀胱病证的病机。
3. 肾与膀胱病常见相似证的鉴别。

【实训操作】

案例1　张某，男，39岁。患者自幼体质较差，时有头晕，近半年来又感神疲乏力，耳鸣，健忘，发脱齿摇，舌淡苔薄白，脉沉细无力。

（1）诊断：肾精不足证。

（2）分析：患者禀赋不足，肾元不充，故自幼体质较差；肾主骨生髓，其华在发，齿为骨之余，因此，肾精不足，则无以充髓实脑，无以生发养齿，见头晕耳鸣，健忘，发脱齿摇；腰为肾之府，精亏则骨失充养，故腰膝酸软；神疲乏力，舌淡，脉沉细无力，均为肾精亏虚之象。

（3）辨证要点：以小儿生长发育迟缓、成人生殖机能低下、性机能减退、早衰为辨证要点。应与肾阳虚证、肾阴虚证相鉴别，见表8-24。

表8-24　肾精不足证与肾阴虚证、肾阳虚证的鉴别要点

证候	相同症状	不同症状	舌象	脉象
肾精不足证		小儿发育迟缓，囟门迟闭等；成人精少不育或经闭不孕；或发脱齿摇，耳聋耳鸣，健忘，足软无力	舌淡红苔白	沉细
肾阴虚证	腰膝酸软	头晕耳鸣，阳强易举，遗精早泄，失眠多梦，潮热盗汗，咽干颧红	舌红少津	沉细数
肾阳虚证		腰膝冷痛，下肢尤甚，性欲减退，男子阳痿早泄，女子宫寒不孕，尿频清长，夜尿频多，五更泄泻等	舌淡苔白	沉细无力

（4）相关知识：本证多因先天禀赋不足，或后天失于调养，或久病伤肾，或房劳过度耗伤肾精所致。主要临床表现：小儿发育迟缓，囟门早闭，智力低下，身材矮小，动作迟钝，骨骼痿软；成人性机能减退，男子精少不育，女子经少或闭经不孕；成人早衰，发脱齿摇，耳鸣耳聋，健忘痴呆，足痿无力，舌淡，脉细弱。

案例2　张某，男，50岁。阳事不举，畏寒肢冷，腰膝冷痛尤甚，面色㿠白，神疲

乏力，夜尿频多，大便稀溏，舌淡苔白，脉沉细无力，尺部尤甚。

（1）诊断：肾阳虚证。

（2）分析：患者年高肾亏，肾阳虚弱，生殖功能减退，则阳事不举；肾阳虚衰，不能温养筋脉、腰膝，则腰膝冷痛，畏寒肢冷；气血运行无力，不能上荣于面，则面色㿠白；肾阳虚弱，固摄无权，则夜尿频多；肾阳虚衰，火不生土，脾失健运，则大便稀溏；舌淡，脉沉细无力，尺部尤甚，均为肾阳不足之征。

（3）辨证要点：以腰膝酸冷、性与生殖机能减退与阳虚见症共见为辨证要点。本证当与肾精不足证、肾阴虚证相鉴别，具体见表8-24。

（4）相关知识：本证多因素体阳虚，或年高肾亏，或久病伤阳，或房劳过度等所致。主要临床表现：肾失温煦的症状，即腰膝酸软冷痛；性与生殖机能减退的症状，即性欲减退，男子阳痿、滑精、早泄，女子宫寒不孕；二便失司的症状，即大便稀溏或五更泄泻，尿频清长，夜尿多；阳虚的一般见症，即畏寒肢冷，下肢尤甚，面色㿠白或黧黑，白带清稀量多，神疲乏力，舌淡苔白，脉沉细无力，尺部尤甚。

案例3 李某，男，47岁。腰部隐隐作痛，酸软无力，眩晕耳鸣，形体消瘦，潮热盗汗，五心烦热，咽干颧红，舌红少苔，脉细数。

（1）诊断：肾阴虚证。

（2）分析：肾阴不足，脑、骨、耳窍失养，故腰膝酸软而痛，眩晕耳鸣；肾阴亏虚，阴不制阳，虚火内生，故见形体消瘦，潮热盗汗，五心烦热，咽干颧红；舌红少苔、脉细数为阴虚内热之象。

（3）辨证要点：以腰酸耳鸣、男子遗精、女子月经失调与阴虚见症共见为辨证要点。肾阴虚证是指肾阴亏虚、失于滋养、虚火内扰所表现的证候，应与肾精不足证、肾阳虚证相鉴别，见表8-24。

（4）相关知识：本证多因久病虚劳，温热病后期，或过服温燥劫阴之品，或房事不节，耗伤肾阴所致。主要临床表现：肾失阴津濡养的表现，即腰膝酸软而痛，女子经少经闭，或见崩漏；虚热扰肾的表现，即男子阳强易举，遗精早泄；阴虚一般见症，即眩晕耳鸣，失眠多梦，形体消瘦，潮热盗汗，五心烦热，咽干颧红，舌红少苔或无苔，脉细数。

案例4 张某，男，47岁。患者喘促2年余，现见动则喘甚，呼多吸少，气不得续，腰膝酸软，神疲乏力，声音低怯，自汗，舌淡苔白，脉沉无力。

（1）诊断：肾不纳气证。

（2）分析：该患者罹患喘证2年余，咳喘久延不愈，肺虚及肾，肾虚则摄纳无权，气不归元，故呼多吸少，气不得续，动则喘息益甚；肾虚腰膝失养，则腰膝酸软；宗气不足，则神疲乏力，声音低怯；卫外不固则自汗；舌淡、脉沉无力，为气虚典型舌脉。

（3）辨证要点：以久病咳喘、呼多吸少、气不得续、动则益甚为辨证要点。肾不纳气证是指肾气亏虚，纳气无权所表现的证候，应与肾阳虚证相鉴别，见表8-25。

表 8 – 25　肾不纳气证与肾阳虚证的鉴别要点

证候	相同表现	鉴别要点
肾不纳气证	腰膝乏力，舌淡苔白，脉虚	久病咳喘，呼多吸少，气不得续，动则益甚
肾阳虚证		腰膝冷痛，下肢尤甚，性欲减退，男子阳痿，女子宫寒不孕，五更泄泻等

（4）相关知识：本证多因久病咳喘，肺虚及肾，或年老肾亏，劳伤太过，致肾气不足，纳气无权所致。主要临床表现：久病咳喘，呼多吸少，气不得续，动则喘息益甚，腰膝酸软，或自汗神疲，声音低怯，舌淡苔白，脉沉弱，或喘息加剧，冷汗淋漓，肢冷面青，脉浮大无根，或气短息促，颧红心烦，口燥咽干，舌红，脉细数。

案例 5　王某，男，35 岁。患急性肾炎，出现颜面浮肿，小便短少，经治疗浮肿消退。因疲劳浮肿再发，自服西药肿势不减。现症：全身浮肿，腰以下尤甚，小便短少，四肢不温，腰部酸冷，面色㿠白，舌淡胖，边有齿痕，苔白滑，脉沉无力。

（1）诊断：肾虚水泛证。

（2）分析：肾中阳气亏虚，腰府肢体失于温养，故腰部酸冷，四肢不温；肾虚水泛，则浮肿尿少，腰以下肿甚，面色㿠白，舌淡胖，有齿痕；苔白滑等为水湿内停表现；脉沉无力为肾虚之象。

（3）辨证要点：以水肿、腰以下肿甚与阳虚见症共见为辨证要点。肾虚水泛证是指由于肾阳亏虚，气化无权，水液泛滥所表现的证候，而风水相搏证多发病较急，表现为颜面与上肢的水肿，应加以鉴别，见表 8 – 26。

表 8 – 26　肾虚水泛证与风水相搏证的鉴别要点

证候	病因病机	病性	发病特点	特征表现
风水相搏证	风邪犯肺，通调失职	实证（阳水）	发病急，病程短	突然起病，眼睑、颜面浮肿，上半身肿甚，伴咽喉肿痛、咳嗽及外感表证
肾虚水泛证	久病肾阳亏虚，气化失职	虚实夹杂证（阴水）	发病缓，病程长，反复发作	足胫下肢先肿，腰以下肿甚，按之凹陷难复

（4）相关知识：本证多因久病及肾，或素体虚弱，肾阳亏耗所致。主要临床表现：水肿，腰以下为甚，按之没指，腰膝酸软冷痛，畏寒肢冷，腹部胀满，或见心悸气短，咳喘痰鸣，小便短少，舌淡胖，苔白滑，脉沉迟无力。

案例 6　张某，女，46 岁。患者昨日突然发热，小便频数。现症：发热，尿频色黄，尿道灼痛，小腹胀痛，腰部酸痛，舌红，苔黄腻，脉滑数。

（1）诊断：膀胱湿热证。

（2）分析：该患者发热、小便短涩伴刺痛 2 天，为湿热内侵膀胱所致。湿热郁蒸，则发热；湿热下迫尿道，则尿频、尿道灼痛、尿黄；湿热蕴结膀胱，气化不利，则小腹胀痛，腰部酸痛；舌红、苔黄腻、脉滑数为湿热内盛之象。

（3）辨证要点：以尿频、尿急、尿痛与湿热见症共见为辨证要点。本证应与小肠实热证相鉴别，具体见表 8 - 6。

（4）相关知识：本证多因外感湿热，蕴结膀胱，或饮食不节，湿热内生，下注膀胱所致。其常见尿频尿急，尿道灼痛，小腹胀痛，小便短赤或混浊，或尿血，或尿中见沙石，或伴有发热，腰痛，舌红，苔黄腻，脉滑数。

【实训小结】

本节重点对肾与膀胱证候的四诊操作规范，以及病机分析、证候鉴别、临床辨证思维技能进行实训。

1. 要掌握肾与膀胱病证的主要临床表现：

（1）肾主藏精，主人体生长、发育功能失常：以人体生长发育迟缓或早衰为主要表现，即腰膝酸软或疼痛，耳鸣耳聋，齿摇发脱等。

（2）肾主生殖的功能失常：阳痿遗精，精少不育，经闭不孕等。

（3）肾主水的功能失常：水肿等。

（4）肾主纳气的功能失常：呼吸气短而喘。

（5）肾司二便的功能失常：二便异常。

2. 在上述基础上，结合八纲辨证、病性辨证等辨证方法，掌握肾阳虚证、肾阴虚证、肾精不足证、肾气不固证、肾不纳气证、肾虚水泛证、膀胱湿热证的临床表现、病机分析、辨证要点及相似证鉴别。

【思考与练习】

1. 肾精不足证、肾阳虚证、肾阴虚证、肾不纳气证、肾虚水泛证、膀胱湿热证的辨证要点是什么？

2. 肾精不足证、肾阳虚证、肾阴虚证的鉴别要点是什么？

3. 肾不纳气证、肾阳虚证在临床如何鉴别？

4. 肾虚水泛证、风水相搏证在临床如何鉴别？

第六节　脏腑兼证辨证

【实训内容】

1. 各脏腑兼证的临床表现、辨证要点和病机分析。

2. 相似证的鉴别要点。

3. 各脏腑兼证的临床辨证思维。

【实训要求】

1. 掌握心肾不交证、心肾阳虚证、心肺气虚证、心脾两虚证、心肝血虚证、脾肺气虚证、肺肾阴虚证、肝火犯肺证、肝胃不和证、肝郁脾虚证、肝肾阴虚证、脾肾阳虚证的概念、临床特征及辨证要点。

2. 熟悉心肾不交证、心肾阳虚证、心肺气虚证、心脾两虚证、心肝血虚证、脾肺气虚证、肺肾阴虚证、肝火犯肺证、肝胃不和证、肝郁脾虚证、肝肾阴虚证、脾肾阳虚证的病机特点。

【重点难点】

1. 脏腑兼证常见证候的临床特点及辨证方法。
2. 脏腑兼证的病机。
3. 脏腑兼证常见相似证的鉴别。

【实训操作】

案例 1 郭某，女，54 岁。入睡困难 2 周。现症：入睡困难，甚至彻夜难眠，心烦，多梦，头晕，健忘，腰酸，五心烦热，口干咽痒，盗汗，舌红少苔，脉细数。

（1）诊断：心肾不交证。

（2）分析：若肾水不足，不能上济心火，致心阳偏亢，下及肾水，致肾阴耗伤，则形成心肾不交之证。肾水亏虚，心火偏亢，心神被扰，则入睡困难，甚至彻夜难眠，心烦多梦；肾阴不足，脑髓、腰部失养，故见头晕，健忘，腰酸；五心烦热，口干咽燥，潮热盗汗，舌红少苔，脉细数，均为水亏火亢之征。

（3）辨证要点：以心悸失眠、腰膝酸软、遗精、梦交与阴虚见症共见为辨证要点。

（4）相关知识：本证多因久病虚劳，房事不节，耗伤肾阴，或思虑太过，情志忧郁化火，或外感热病等致心肾水火不济所致。主要临床表现：心的病位表现，心烦不寐，惊悸多梦；肾的病位表现，头晕耳鸣，健忘，腰膝酸软，遗精；一般阴虚见症，五心烦热，口干咽燥，潮热盗汗，舌红少苔或无苔，脉细数。

案例 2 翟某，男，70 岁。患者患消渴、冠心病 15 年余。现症：近 1 个月来，劳累后心悸、胸闷，双下肢浮肿进行性加重，心悸不宁，持续胸闷，小便短少，面白虚浮，畏寒，腰膝发冷，舌质暗淡，苔白滑，脉沉细而迟。

（1）诊断：心肾阳虚证。

（2）分析：心肾阳虚，心失温养、鼓动，故见心悸胸闷；运血无力，血行不畅而瘀滞，则舌质淡暗；肾阳不振，温煦失职，膀胱气化失司，水湿内停，泛溢肌肤，则腰膝发冷，肢体浮肿，面白虚浮，小便不利；阳虚形神失于温养，故畏寒肢冷；苔白滑、脉沉细微为心肾阳虚，阴寒内盛之象。

（3）辨证要点：本证因心肾阳虚，导致阳虚水泛，出现双下肢浮肿进行性加重且逐渐延伸，心悸不宁、持续胸闷、小便短少是主要症状，应以心悸、水肿与虚寒症状并见作为主要诊断依据。本证应与脾肾阳虚证加以鉴别，见表 8-27。

表 8 - 27　心肾阳虚证与脾肾阳虚证的鉴别要点

证候	病因病机	相同症状	不同症状	舌象	脉象
心肾阳虚证	心阳虚衰，久病及肾；肾阳亏虚，气化无权	畏寒肢冷，肢体浮肿，小便不利，腰膝酸冷	心悸怔忡，胸闷气喘，失眠健忘	舌淡紫，苔白滑	脉弱
脾肾阳虚证	久泻久痢，损伤脾阳，肾阳不充；肾阳受损，不能温暖脾阳		久泻久痢，完谷不化	舌淡胖，苔白滑	脉沉细无力

（4）相关知识：本证多因心阳虚衰，久病及肾，或肾阳亏虚，气化无权，水气凌心所致。心阳虚的表现，心悸怔忡，或唇甲青紫；肾阳虚的表现，小便不利，肢体浮肿；阳虚的一般表现，畏寒肢冷，舌淡暗或青紫，苔白滑，脉沉微细。

案例 3　陆某，男，62 岁。平日心悸咳喘，神疲乏力，时有憋闷，现心胸痛引肩背，自服"速效救心丸"好转。现症：心悸，心胸憋闷，痛引肩背，咳喘少气，咳痰清稀，面色淡白，自汗，舌质淡暗，脉细无力。

（1）诊断：心肺气虚证。

（2）分析：心主血脉，肺主呼吸，皆赖宗气所推动，以协调两脏的功能。心气虚，鼓动无力，故心悸；气血阻滞，进而血脉运行不畅，故见心胸痛引肩背；肺气虚，肃降无权，气机上逆而为咳喘少气，气机不畅则胸闷；不能输布精微，水液停聚，故痰液清稀；动则气耗故活动后诸症加剧；气虚全身机能活动减弱，运血无力，不能充养，则面色淡白，头晕神疲，舌淡暗；卫外不固则自汗；血运无力或心脉之气不续，则脉细无力。

（3）辨证要点：以心悸咳喘、胸闷气短与气虚见症共见为辨证要点。本证应与心气虚证加以鉴别，见表 8 - 28。

表 8 - 28　心肺气虚证与心气虚证的鉴别要点

证候	相同症状	不同症状	舌象	脉象
心肺气虚证	心悸气短，面白神疲，自汗乏力，声音低怯	喘促，咳痰清稀，胸闷憋气，甚者口唇青紫	舌淡紫，苔白滑	脉弱
心气虚证		心悸气短，动则尤甚	舌淡胖，苔白滑	脉沉细无力

（4）相关知识：本证多因久病咳喘，耗伤心肺之气，或禀赋不足，年高体弱，劳倦耗气等所致。主要临床表现：心气虚的表现，即心悸，胸闷气短，动则尤甚，脉结代；肺气虚的表现，即咳喘，痰液清稀；气虚的一般表现，面色淡白，头晕神疲，语声低怯，自汗乏力，舌淡苔白，脉沉无力。

案例 4　张某，女，46 岁。失眠 6 个月余，入睡困难，多梦，易醒，屡服中成药无效。现症：失眠多梦，头晕健忘，神疲乏力，不思饮食，腹胀便溏，气短，面色萎黄，舌质淡嫩，脉细无力。

（1）诊断：心脾两虚证。

（2）分析：患者属心脾两虚证。心血不足，心失所养，心神不宁，则心悸、健忘、失眠、多梦；头目失养，则眩晕；脾虚气弱，运化失健，故不思饮食，腹胀便溏；面色萎黄，神疲乏力，舌质淡嫩，脉细无力，均为气血亏虚之征。

（3）辨证要点：以心悸失眠、食少腹胀便溏、出血与气血亏虚见症共见为辨证要点。心脾两虚证是指心血不足，脾气亏虚所表现的证候，应与脾不统血证相鉴别，见表8－29。

表8－29　心脾两虚证与脾不统血证鉴别要点

证候	病机	相同症状	不同症状	舌象	脉象
心脾两虚证	心血不足，脾气虚弱，心神失养	脾气虚弱和慢性失血的症状	心悸，健忘，失眠，多梦等心血不足症状	舌淡，苔薄	脉细数
脾不统血证	脾气虚弱，不能统摄血液		无明显的心血不足症状	舌淡	脉细无力

（4）相关知识：本证多因久病失养，或思虑过度，或饮食不节，或慢性失血，使心血脾气亏耗所致。主要临床表现：心血虚的表现，心悸怔忡，失眠多梦；脾气虚的表现，食欲不振，腹胀便溏，或见皮下出血，妇女月经量少色淡，淋漓不尽；气血两虚的一般表现，面色萎黄，神疲乏力，舌淡嫩，脉细弱。

案例5　刘某，女，47岁。失眠多梦2个月余。现症：入睡困难，多梦，心悸健忘，面白少华，头晕目眩，两目干涩，口干，月经量少色淡，舌质淡，苔薄白，脉细弦。

（1）诊断：心肝血虚证。

（2）分析：心血虚，心失所养，心神不宁，故心悸健忘，失眠多梦；目得血而能视，肝血不足，目失濡养，则两目干涩，视物模糊；女子以血为本，心肝血虚，冲任失养，经血乏源，故月经量少色淡；血虚不能上荣，则头晕目眩，面白少华；舌质淡、脉细弦为心肝血虚典型的舌脉征象。

（3）辨证要点：以心悸、失眠、眩晕、爪甲不荣、肢麻与血虚见症共见为辨证要点。

（4）相关知识：本证多因久病体虚，或思虑劳神，暗耗心血，或失血过多，或脾虚血液化源不足所致。主要临床表现：心血虚的表现，心悸健忘，失眠多梦；肝血虚的表现，两目干涩，视物模糊，爪甲不荣，肢体麻木，甚震颤拘挛，妇女月经量少色淡，甚则闭经；血虚的一般见症，头晕目眩，面白无华，舌淡苔白，脉细等。

案例6　刘某，男，55岁。时发咳喘8年余，经治疗好转，近日因感受风寒，旧疾复发。现症：喘促短气，咳痰清稀，食欲不振，腹胀便溏，面白无华，神疲乏力，声低懒言，舌淡，苔白滑，脉虚。

（1）诊断：脾肺气虚证。

（2）分析：该患者素患喘证，现因外邪诱发宿疾而生咳喘。肺主一身之气，肺气不足，宣降失常，脾气受困，致脾气亦虚。脾虚失运，则食欲不振，腹胀便溏；

肺气受损，则喘促短气；水津不布，聚湿成痰，故咳痰清稀；气虚机能活动减退，则神疲乏力，声低懒言；肌肤失养，则面白无华；脾肺气虚，则舌淡，苔白滑，脉虚。

（3）辨证要点：以腹胀食少便溏、咳喘气短与气虚见症共见为辨证要点。

（4）相关知识：本证多因久病咳喘，肺虚及脾，或饮食不节，劳倦伤脾，脾病及肺所致。主要临床表现：脾气虚的表现，食欲不振，腹胀便溏；肺气虚的表现，久咳不止，气短而喘，咳痰清稀；气虚的一般表现，面白无华，少气乏力，声低懒言，或见面浮肢肿，舌淡，苔白滑，脉虚。

案例7　刘某，女，47岁。患者罹患糖尿病10年余。现症：干咳少痰，时有痰中带血，口渴欲饮，腰酸，日渐消瘦，口燥咽干，潮热，颧红盗汗，月经量少，舌红少苔，脉细数。

（1）诊断：肺肾阴虚证。

（2）分析：患者为肺肾阴虚之证，肺阴不足，失于清肃，则咳嗽痰少；阴虚火旺，灼伤肺络，络伤血溢，则痰中带血；阴虚火旺，煎熬津液，则口渴欲饮；肾阴不足，腰膝失养，则腰膝酸软；阴精不足，冲任空虚，则月经量少；阴液既亏，内热必生，则见形体消瘦，口燥咽干，潮热，颧红，盗汗，舌红少苔，脉细数等。

（3）辨证要点：以咳嗽痰少、腰膝酸软、遗精、月经不调与虚热见症共见为辨证要点。本证应与肝肾阴虚证相鉴别，见表8－30。

表8－30　肺肾阴虚证与肝肾阴虚证鉴别要点

证候	病因病机	相同症状	不同症状	舌象	脉象
肺肾阴虚证	燥热、痨虫耗伤肺阴，久病及肾；房劳太过，肾阴耗伤，由肾及肺	五心烦热，潮热盗汗，腰膝酸痛，遗精经少，头晕耳鸣	咳嗽少痰，痰中带血，声音嘶哑	舌红少苔	脉细数
肝肾阴虚证	久病失调，阴液亏虚；情志内伤，化火伤阴；房事不节，耗伤肾阴		眩晕健忘，急躁易怒，口干胁痛	舌红少苔	脉细数

（4）相关知识：本证多因久咳伤肺，肺阴及肾，或痨虫、燥热耗伤肺阴，病久及肾，或房劳过度，耗伤肾阴，累及肺脏所致。主要临床表现：肺阴虚的表现，咳嗽痰少，或痰中带血，口燥咽干，或声音嘶哑；肾阴虚的表现，腰膝酸软，男子遗精，女子月经不调；阴虚一般见症，形体消瘦，骨蒸潮热，颧红盗汗，舌红少苔，脉细数。

案例8　张某，女，25岁。咳喘反复发作2年，自服药物治疗，未见佳效。现症：咳喘阵作，伴气促，咳痰色黄黏稠，口干口苦，咳引胸胁窜痛，急躁易怒，舌质红绛，苔黄，脉弦数。

（1）诊断：肝火犯肺证。

（2）分析：该患者咳喘反复发作2年。肝经气火上逆犯肺，肺失清肃，气机上逆，则咳嗽阵作；津为火灼，炼液成痰，故痰黄黏稠；肝经气火内郁，失于柔顺，则胸胁窜痛，急躁易怒；热蒸胆气上逆，则口干口苦；肝经实火内炽，则舌质红绛，苔黄，脉弦数。

（3）辨证要点：以咳嗽或咯血、胸胁灼痛、急躁易怒与实热见症共见为辨证要点。本证应与燥邪犯肺证、热邪壅肺证、肺阴虚证三证相鉴别，见表8–31。

表8–31 肝火犯肺证与燥邪犯肺证、热邪壅肺证、肺阴虚证四证鉴别要点

证候	病机	相同症状	不同症状	舌象	脉象
肝火犯肺证	肝经气火上逆犯肺，肺失清肃		急躁易怒，胁肋灼痛等症状	舌红苔薄黄	脉弦数
燥邪犯肺证	外界燥邪侵犯肺卫，肺系津液耗伤	咳嗽，咯血	发于秋季，必兼发热恶寒表证	苔薄而干燥少津	脉浮数或浮紧
热邪壅肺证	邪热内盛，痰热互结，壅闭于肺		与情志无关，肝经症状不明显	舌红苔黄或黄腻	脉数或滑数
肺阴虚证	肝失疏泄，横逆犯脾，脾失健运		潮热盗汗等阴虚内热症状	舌苔白	脉弦或缓弱

（4）相关知识：本证多因郁怒伤肝，气郁化火，或肝火循经，上逆犯肺所致。主要临床表现：肺热的表现，咳嗽阵作，痰黄黏稠，甚则咯血；肝热的表现，胸胁灼痛，急躁易怒，头胀头晕，面红目赤，口苦；实热的一般见症，烦热，舌红苔黄，脉弦数。

案例9 胡某，男，60岁。患慢性胆囊炎10年。近日因生气诱发，2周未愈。现症：胸胁、脘腹部灼痛，痞闷胀重，食后加重，纳食不多，口干，头晕，嗳气，嘈杂，吞酸，急躁易怒，善太息，舌苔薄黄，舌质红，脉弦。

（1）诊断：肝胃不和证。

（2）分析：该患者罹患慢性胆囊炎10年，肝失疏泄，郁而化火，横逆犯胃，胃失和降，则胸胁、脘腹部灼痛；木不疏土，则纳食不多，脘腹痞闷胀重，吞酸嘈杂，嗳气，食后加重；肝郁化火，气火上逆，则急躁易怒，善太息，口干，头晕，舌质红，苔薄黄，脉弦。

（3）辨证要点：以胃脘、胁肋胀痛或窜痛，嗳气呃逆为辨证要点。肝胃不和证是指肝郁气滞，横逆犯胃，胃失和降所表现的证候，应与肝脾不调证相鉴别，见表8–23。

表8–32 肝胃不和证与肝脾不调证鉴别要点

证候	病机	相同症状	不同症状	舌象	脉象
肝胃不和证	肝失疏泄，横逆犯胃，胃失和降	抑郁易怒，胸胁胀痛及纳少	脘胀呕恶，呃逆嗳气，嘈杂等	舌苔薄白或薄黄	脉弦或数
肝脾不调证	肝失疏泄，横逆犯脾，脾失健运		腹痛肠鸣，腹泻不爽	舌苔白	脉弦或缓弱

（4）相关知识：本证多因情志不遂，肝郁犯胃，或饮食伤胃，胃病及肝所致。主要临床表现：胃失和降的表现，胃脘、胁肋胀痛或窜痛，嗳气呃逆，吞酸嘈杂，食少纳

减；肝失疏泄、气郁化火的表现，情志抑郁，善太息，急躁易怒，舌红，苔薄黄，脉弦或弦数。

案例 10 张某，女，37 岁。月经量少，行经前后均伴腹痛，胸胁胀满窜痛，情志抑郁，善太息，纳少，便溏不爽，肠鸣矢气，舌苔白，脉弦缓。

（1）诊断：肝郁脾虚证。

（2）分析：脾气不足，血化乏源，则月经量少；肝失疏泄，经气郁滞，则经行腹痛，胸胁胀满窜痛；肝气不舒，则情志抑郁，善太息；肝气横逆犯脾，脾失健运，则纳呆腹胀；气滞湿阻，则便溏不爽，肠鸣矢气；肝失疏泄，脾失健运，则舌苔白，脉弦缓。

（3）辨证要点：以胸胁胀满窜痛、善太息、腹胀纳呆、便溏为辨证要点。

（4）相关知识：本证多因情志不遂，郁怒伤肝，木郁克土，或思虑伤脾，劳倦过度，脾失健运，反侮肝木所致。主要临床表现：肝失疏泄的表现，胸胁胀满窜痛，情志抑郁，善太息，或急躁易怒；脾失健运的表现，腹胀纳呆，腹痛欲泻，泻后痛减，或便溏不爽，肠鸣矢气；舌苔白、脉弦或弦缓为肝郁脾虚之征。

案例 11 李某，男，52 岁。患高血压 2 年，服药后血压得以控制。现症：自觉眩晕 2 周，精神不振，腰酸，耳鸣，多梦，口咽燥干，盗汗，舌红少苔，脉细数。

（1）诊断：肝肾阴虚证。

（2）分析：肝肾亏虚，水不涵木，肝阳上亢，则头晕目眩；肾阴不足，耳窍失养则耳鸣；腰膝失于滋养，则腰膝酸软；阴虚则热，肝魂被扰，则失眠多梦；津不上润，则口燥咽干；虚热内炽，则五心烦热；虚火内迫营阴，则盗汗；阴虚内热，则舌红少苔，脉细数。

（3）辨证要点：以头痛耳鸣、腰膝酸软、胁痛、遗精、经少与虚热见症共见为辨证要点。

（4）相关知识：本证多因久病失调，或情志内伤，或房事太过，或温热病后期致肝肾阴亏所致。主要临床表现：头晕目眩，耳鸣健忘，失眠多梦，腰膝酸软，胁痛，口燥咽干，五心烦热，颧红盗汗，男子遗精，女子经少，舌红少苔，脉细数。

案例 12 张某，男，37 岁。患肾病型慢性肾炎 3 个月余，曾服中西药治疗未愈。现症：全身高度水肿，面色苍白，眼周淡暗，精神委靡，小便色黄量少，大便稀溏，每日 3 次，腰腹冷痛，纳呆食少，倦怠短气，舌质淡红胖嫩，苔滑，脉象沉涩。

（1）诊断：脾肾阳虚证。

（2）分析：脾主运化，肾司二便。脾肾阳虚，运化、吸收水谷精微及排泄二便功能失职，则大便稀溏，便次增加，腰腹冷痛，纳呆食少，精神委靡，倦怠少气；肾阳虚，无以温化水液，水液泛溢肌肤，则全身水肿，小便短少；阳虚则阴寒内盛，面色苍白，形寒肢冷；舌质淡红胖嫩，苔滑，脉象沉涩，均为阳虚水泛之象。

（3）辨证要点：以腰腹冷痛、久泻久痢、浮肿与虚寒见症共见为辨证要点。本证应与心肾阳虚证相鉴别，见表 8-27。

（4）相关知识：本证多因久病，脾肾失于温养，或久泻久痢，脾病及肾，或寒水久踞，肾病及脾等所致。主要临床表现：形寒肢冷，面白，腰膝或下腹冷痛，久泻久痢，或五更泄泻，或完谷不化，粪质清稀，或面浮肢肿，小便不利，甚则腹胀如鼓，舌淡胖，苔白滑，脉沉迟无力。

【实训小结】

脏腑兼证临床应用十分广泛，证候比较复杂，在具体应用中要注意以下两个方面：

1. 大部分脏腑兼证的临床表现都是两个证型表现的累加。以上诸证型中要强调的有两个：一是心肾不交证主要是心肾阴虚的表现；二是心脾两虚证主要是心血虚证与脾气虚证的表现。

2. 脏腑兼证在临床上十分常见，并不局限于两个脏腑，而常见多脏多腑相兼为病，要根据临床实际情况，判断主次轻重而加以施治。

【思考与练习】

1. 心肾不交证、心肾阳虚证、心肺气虚证、心脾两虚证、心肝血虚证、脾肺气虚证、肺肾阴虚证、肝火犯肺证、肝胃不和证、肝郁脾虚证、肝肾阴虚证、脾肾阳虚证的临床辨证要点是什么？

2. 心肾阳虚证与脾肾阳虚证在临床如何鉴别？

3. 心肺气虚证与心气虚证在临床如何鉴别？

4. 心脾两虚证与脾不统血证在临床如何鉴别？

5. 肺肾阴虚证与肝肾阴虚证在临床如何鉴别？

6. 肝火犯肺证、燥邪犯肺证、热邪壅肺证、肺阴虚证在临床如何鉴别？

7. 肝胃不和证与肝脾不调证在临床如何鉴别？

第九章　病历书写临床技能实训

　　病历书写，是把患者的详细病情，过去病史和家族病史，以及诊断治疗的过程都一一如实记录下来。这不仅是复诊、转诊和病案讨论的资料，也是疾病统计和临床研究的重要资料。中医病历的书写应以四诊、辨证、立法、处方等为重点。

第一节　中医门诊病历书写

【实训内容】

　　1. 中医门诊和急诊病历书写的格式和要求。
　　2. 中医门诊和急诊病历采集、书写的主要内容和技巧。

【实训要求】

　　1. 掌握中医门诊病历书写的格式和要求。
　　2. 熟悉中医门诊病历书写的主要内容和技巧。

【重点难点】

　　1. 准确地采集和表述主诉等中医门（急）诊病历的主要内容。
　　2. 规范书写中医门诊病历。

【实训操作】

一、中医门诊初诊记录

　　日期：2008 年 5 月 9 日　　　　　　科别：中医内科
　　姓名：赵某　　　性别：男　　　年龄：62 岁　　　职业：工程师（退休）
　　主诉：口渴乏力 11 年，加重 3 周。
　　现病史：患者于 11 年前开始出现口干，口渴多饮，身倦乏力等症状，于当地医院就诊，查空腹血糖 11mmol/L，经复查后确诊为"2 型糖尿病"。给予二甲双胍 0.5g Tid，美吡达 1 片 Tid 治疗，症状缓解，空腹血糖一般能控制在 6.5 ~ 7.3mmol/L。此后患者未严格控制饮食，血糖时有波动。近3周来上述诸症加重，自查空腹血糖多在8～9mmol/L，故前来就诊。现症：口干，口渴，多饮，神疲乏力，双手指、双足趾麻木刺痛，凉感，食欲旺盛，眠差，大便调，小便频，夜尿4～5次。

既往病史、个人史和过敏史：12年前曾患甲型肝炎，经治疗痊愈。脂肪肝9年，未服药治疗。出生于北京，生活条件尚可，无烟酒等不良嗜好，否认其他个人史和药物及食物过敏史。

体格检查：T 36.5℃　P 73次/分　R 18次/分　BP 126/82mmHg

神识清楚，精神好，营养中等，发育正常，语言流利，步入病室，查体合作。全身皮肤黏膜无黄染及出血点，浅表淋巴结未触及肿大，头颅大小正常，巩膜无黄染，结膜无充血，瞳孔等大等圆，直径4mm，对光反射灵敏，耳鼻无异常，咽不红，双侧扁桃体未见肿大，颈部无抵抗，甲状腺不大，未及结节，无颈静脉怒张及颈动脉异常搏动，气管居中，胸廓对称，双肺叩诊清音，双肺未闻及干湿性啰音，心界无扩大，心音低钝，心率75次/分，律齐，各瓣膜听诊区未闻及杂音，腹软，肝脾肋下未触及，腹部无压痛及反跳痛，墨菲征阴性，麦氏点无压痛，双肾区无叩痛，脊柱四肢无畸形，双下肢轻度水肿。神经系统检查：生理反射存在，病理反射未引出。舌暗红，苔薄白，脉细涩。

实验室检查：空腹血糖：12.8mmol/L。尿微量白蛋白51mg/L。

1. 诊断

中医诊断：消渴病

　　　　　气阴两虚，络脉瘀阻

西医诊断：（1）2型糖尿病

　　　　　糖尿病周围神经病变

　　　　　糖尿病肾病

　　　　　（2）脂肪肝

附：处理：

中医论治：

治法：益气养阴，理气活血。

处方：

黄芪15g	玄参15g	山药15g	麦冬12g
五味子3g	当归10g	桃仁10g	红花10g
桑叶10g	丹参15g	川芎9g	桑枝10g
山萸肉9g	甘草6g		

　　　　3剂，水煎服，每日1剂，早晚饭后服。

西医治疗：以降糖为主。诺和灵R注射液早6U、中6U、晚6U，皮下注射。诺和灵N注射液6U，睡前皮下注射。

进一步检查项目：化验血、尿、便常规，生化检查，腹部B超，双肾动脉彩超，超声心动，心电图，冠状动脉造影，24小时尿蛋白定量，眼底，交感皮肤反应及感觉神经传导速度测定。

饮食起居宜忌、随诊要求、注意事项：①低盐低脂优质低蛋白饮食。②糖尿病饮食。

医师（签名）：

2. 分析 本患者由于久病消渴气阴耗伤，络脉瘀阻。阴液亏虚，津液不足，则口干、口渴，虚火上扰心神则眠差，气虚则乏力，气虚不摄则小便频，夜尿4～5次，劳则耗气，故活动时诸症加重。久病入络，肢体失养故双手指、双足趾麻木刺痛，凉感，脉细涩。

3. 辨证要点 久病消渴，气阴两虚，以乏力、口干、口渴、脉细涩为主要表现，久病入络，络脉瘀阻，以双手指、双足趾麻木，凉感，脉细涩为主要表现。

本病当与瘿病相鉴别。瘿病证属气郁痰结，阴虚火旺，常见多食易饥，消瘦等症，与消渴之多食，消瘦相似。但瘿病还有心悸、多汗、眼突、颈部一侧或两侧肿大等症状和体征，以及甲状腺功能亢进等，无明显的多饮、多尿症状及血糖偏高。二者不难鉴别。

4. 相关知识

（1）注意门诊病历首页内容应当填写完备，包括患者姓名、性别、出生年月日、民族、婚姻状况、职业、工作单位、住址、药物过敏史等项目。

门诊手册封面内容也要填写完备，应当包括患者姓名、性别、年龄、工作单位或住址、药物过敏史等项目。

（2）门诊病历记录分为初诊病历记录和复诊病历记录。

初诊病历记录书写内容应当包括就诊时间、科别、主诉、病史、既往史，中医四诊情况，阳性体征、必要的阴性体征和辅助检查结果，诊断及治疗意见、医师签名等。

复诊病历记录书写内容应当包括就诊时间、科别、中医四诊情况，必要的体格检查和辅助检查结果、诊断、治疗处理意见和医师签名等。

5. 实训要点

（1）主诉的提炼要准确规范，本案为口渴乏力11年，加重3周。

（2）病历书写中涉及的诊断，包括中医诊断和西医诊断，其中中医诊断包括疾病诊断与证候诊断。

（3）病历书写应当真实、客观、准确、及时、完整、规范。通过本案例实训要掌握门诊病历内容。门诊病历内容包括门诊病历首页、门诊手册封面、病历记录、化验单（检验报告）、医学影像检查资料等。学生应结合病历分析，通过示教和实训掌握每一部分的书写规范。

二、中医急诊病历

门诊手册封面

姓名：刘某　性别：男　出生年月：1972年3月21日

单位或住址：东升乡

药物过敏：否认

初诊病历记录

医疗机构名称：某中医院　科别：急诊

就诊时间：某年某月某日某时某分

主诉：发热 2 天。

现病史：患者 2 天前因受凉突然感觉恶寒，半天后开始发热，自查体温 38.5℃，无汗，头痛，骨节酸痛，咳嗽。自服"感冒清热冲剂"，汗出后体温退至 37.5℃，半天后体温再次上升至 39.5℃，遂来我院急诊。刻下症见发热，无汗，头痛，骨节酸痛，咳嗽，咽痒，咳痰色白，口干不欲饮，纳可，眠佳，大便偏干，舌淡，苔薄白，脉浮紧而数。

既往（包括既往史、过敏史、家族史）：身体健康，否认结核等传染病病史及其他精神、神经系统疾病史。否认药物过敏史和家族遗传病史。

体格检查：T 39.5℃　　P 108 次/分　　R 21 次/分　　BP 110/70mmHg

神识清楚，精神尚好，营养良好，发育正常，语声重浊，步入病室，查体合作。急性面容，面色潮红。全身皮肤黏膜无黄染及出血点，浅表淋巴结未触及肿大，头颅大小正常，巩膜无黄染，结膜无充血，瞳孔等大等圆，直径 4mm，对光反射灵敏，耳鼻无异常，咽喉充血，扁桃体 I 度肿大，无脓点，颈部无抵抗，甲状腺不大，未及结节，无颈静脉怒张及颈动脉异常搏动，气管居中，胸廓对称，双肺叩诊清音，双肺未闻及干湿性啰音，心界无扩大，心音正常，心率 108 次/分，律齐，各瓣膜听诊区未闻及杂音，腹软，肝脾肋下未触及，无压痛及反跳痛，墨菲征阴性，麦氏点无压痛，双肾区叩痛，脊柱四肢无畸形，双下肢轻度水肿。神经系统检查：生理反射存在，病理反射未引出。舌淡，苔薄白，脉浮紧而数。

辅助检查：血常规：HGB 120g/L，WBC 6.6×10^9/L，N% 66%。

1. 诊断

初步诊断：

中医诊断：感冒（风寒表证）

西医诊断：急性上呼吸道感染

传染病：是、否。发病日期：____　确诊日期：____　上报传染病卡：未、已。

附：处理：

中医治疗：辛温解表，宣肺散寒。荆防败毒散加减。

麻黄 5g	荆芥 12g	防风 12g	羌活 10g
独活 10g	苦杏仁 6g	前胡 10g	桔梗 6g
炒枳壳 10g	生甘草 6g	陈皮 6g	生姜 10g

　　　　3 剂，水煎服，每日 1 剂，早晚饭后服。

随诊要求：注意饮食、起居，忌辛辣、油腻食物，多饮水。

转归：治疗后离院（可选择内容包括：留观、治疗后离院、住院）。

医师（签名）：

2. 分析　患者受凉后突然恶寒发热，头痛，无汗，提示外感风寒邪气，寒伤体表阳气，故恶寒，正邪相争，则发热，寒主收引，毛孔闭塞则无汗，清阳不展，络脉失和，则骨节酸痛，寒邪犯肺，肺失宣肃，故咳嗽，咽痒，咳痰色白，口干不欲饮。舌淡，苔薄白，脉浮紧而数为风寒犯表之象。

3. 辨证要点　受凉后突然恶寒发热，头痛，无汗，骨节酸痛，咳嗽，咽痒，咳痰色白，舌淡，苔薄白，脉浮紧而数，此为风寒侵袭肺卫的临床表现。

本病当与温病相鉴别。温病每多类似感冒症状，风温初起，更与风热感冒相似。一般说来，感冒发热不高，或不发热，以解表宣肺之药即可汗出热退身凉，多不传变；而温病则高热、壮热，传变迅速，由卫而气，入营入血，甚者谵妄、神昏、惊厥等。温病有明显的季节性，而感冒则四时而发。

4. 相关知识

（1）病历书写应当客观、真实、准确、及时、完整、规范。

（2）病历书写应当使用蓝黑墨水、碳素墨水，需复写的病历资料可以使用蓝或黑色油水的圆珠笔。计算机打印的病历应当符合病历保存的要求。

（3）病历书写应当使用中文，通用的外文缩写和无正式中文译名的症状、体征、疾病名称等可以使用外文。

（4）病历书写应规范使用医学术语，中医术语的使用依照相关标准、规范执行。要求文字工整，字迹清晰，表述准确，语句通顺，标点正确。

（5）病历书写过程中出现错字时，应当用双线划在错字上，保留原记录清楚、可辨，并注明修改时间，修改人签名。不得采用刮、黏、涂等方法掩盖或去除原来的字迹。

（6）上级医务人员有审查修改下级医务人员书写的病历的责任。

（7）病历应当按照规定的内容书写，并由相应医务人员签名。

实习医务人员、试用期医务人员书写的病历，应当经过本医疗机构注册的医务人员审阅、修改并签名。

进修医务人员由医疗机构根据其胜任本专业工作实际情况认定后书写病历。

（8）病历书写一律使用阿拉伯数字书写日期和时间，采用 24 小时制记录。

（9）病历书写中涉及的诊断，包括中医诊断和西医诊断，其中中医诊断包括疾病诊断与证候诊断。中医治疗应当遵循辨证论治的原则。

（10）对需取得患者书面同意方可进行的医疗活动，应当由患者本人签署知情同意书。患者不具备完全民事行为能力时，应当由其法定代理人签字；患者因病无法签字时，应当由其授权的人员签字；为抢救患者，在法定代理人或被授权人无法及时签字的情况下，可由医疗机构负责人或者授权的负责人签字。

因实施保护性医疗措施不宜向患者说明情况的，应当将有关情况告知患者近亲属，由患者近亲属签署知情同意书，并及时记录。患者无近亲属的或者患者近亲属无法签署同意书的，由患者的法定代理人或者关系人签署同意书。

5. 实训要点　本案首先要掌握急诊病历书写要求及内容，急诊病历内容包括急诊病历首页、急诊手册封面、病历记录、化验单（检验报告）、医学影像检查资料等。急诊病历记录应当由接诊医师在患者就诊时及时完成。急诊病历书写就诊时间应当具体到分钟。

【实训小结】

本节重点对中医门诊初诊病历的写作规范和要点，对主诉的提炼、病史的陈述、四诊结果的描述及病机分析，以及急诊病历的书写规范进行实训。

【思考与练习】

1. 主诉的主要元素有哪些？
2. 试完成一份中医门诊初诊病历。
3. 试完成一份中医急诊病历。

第二节　中医住院病历书写

【实训内容】

1. 中医住院病例书写的主要内容。
2. 中医住院病例书写的写作技巧。

【实训要求】

1. 掌握中医住院病历书写的格式和要求。
2. 熟悉中医住院病历书写的主要内容和写作技巧。

【重点难点】

1. 准确采集和表述主诉、现病史等中医住院病历书写的主要内容。
2. 规范书写中医住院病历。

【实训操作】

入院病历示例

入院记录

姓名：张某	性别：女
年龄：28 岁	出生地：山西省太原市（某街某号）
民族：汉族	入院时间：2005 年 3 月 7 日 10 时
婚况：已婚	记录日期：2005 年 3 月 7 日 10 时
职业：教师	病史陈述者：患者本人
发病节气：惊蛰	可靠程度：可靠

主诉：恶心、呕吐伴腹泻1周，加重2天。

现病史：患者1周前无明显诱因出现恶心、呕吐，呕吐物为胃内容物，腹泻物呈稀水样，4~6次/日，发热，体温高达38.5℃，于社区医院就诊，诊断为"急性胃炎"，予吗丁啉等药物治疗后症状未缓解。3月2日于我院急诊就诊，查尿常规，KET 1.5mmol/L，BXB 3~8个/高倍视野，便常规未及异常。诊断为"急性胃肠炎、饥饿性酮症"，予补液，以及吗丁啉、氟哌酸、胃复安等药物治疗，症状无明显好转。患者于5日再次就诊于我院急诊，查尿常规 KET 15mmol/L，B超及胸部X片回报均正常。诊断为"反胃、呕吐原因待查、饥饿性酮症、可疑胃炎、胆囊炎待除外"，予消炎、补液治疗，留观2天未见明显好转。今日查便常规，RBC 8~15个/高倍视野，WBC 10~15个/高倍视野，便潜血阳性，为求进一步系统治疗收入我病区。刻下症见：恶心，呕吐，纳差，大便质稀，无黏液脓血，无里急后重，4~6次/日。面色萎黄，神疲乏力，活动后加重，无胸闷、胸痛、心慌、心悸，无咳嗽、咳痰，无发热，无口干、口苦、反酸等症状，小便正常。舌色淡白，舌体胖大有齿痕，苔黄腻，脉滑。

既往史：否认高血压、冠心病等慢性病病史，否认肝炎、结核等传染病病史。

个人史：出生于山东并长期居住于山东，居住条件尚可，去年迁于北京工作居住，无吸烟、酗酒史。

月经史：14岁月经初潮，月经常提前，经行4~6日，目前正处于经期。

婚育史：已婚，无子女，配偶体健。

过敏史：否认药物过敏史。

家族史：父母体健。

体格检查

T 36.4℃　P 65次/分　R 17次/分　BP 116/80mmHg

一般状况：神识清楚，精神尚可，查体合作。发育正常，主动体位，未闻及异常或特殊气体。舌色淡白，舌体胖大有齿痕，苔黄腻，脉滑。

皮肤、黏膜：皮肤颜色、纹理正常，无斑疹、蜘蛛痣等，无瘀斑、紫癜、肌肤甲错，黏膜无异常发现。

淋巴结：全身浅表淋巴结无肿大、粘连及压痛。

头部及其器官：头颅大小正常，无畸形。眼球活动自如，角膜反射存在，瞳孔大小正常，双侧等大、等圆。耳郭红润，形态正常，乳突无压痛，听力正常。扁桃体无肿大，咽部红润，无红肿充血。

颈部：颈部双侧对称，活动自如，无抵抗强直。颈动脉搏动正常，无杂音。颈静脉无怒张。肝颈静脉回流征阴性。气管居中，甲状腺无肿大、压痛。

胸部：胸廓外形正常，双侧对称，肋间隙正常。双乳无异常。双侧呼吸活动度对称，双肺叩诊清音。双肺未闻及干湿性啰音。心率65次/分，心律齐，未闻及病理性杂音。

腹部：腹部对称，腹软，剑突下压痛，无反跳痛，肝脾肋下未及。墨菲征阴性。双肾区无压痛、叩击痛。

直肠肛门：无异常发现。

外生殖器：无异常发现。

脊柱四肢：脊柱生理曲度存在，无畸形、强直。四肢关节无红肿，双下肢无水肿。

神经系统：正常反射存在，病理反射未引出。

经络与腧穴：胃俞穴及足三里穴有压痛。

辅助检查：尿常规：KET 15mmol/L。尿淀粉酶：700U/L。血常规：N% 76%。B超及胸部X片回报均正常。尿HCG、血HCG均为阴性。今日于门诊查便常规：RBC 8～15个/高倍视野，WBC 10～15个/高倍视野，便潜血阳性。

诊断依据：

辨病辨证依据：患者1周前无明显诱因发病，主要表现为恶心、呕吐，呕吐物为胃内容物，腹泻物呈稀水样，4～6次/日，符合中医"呕吐"和"泄泻"的诊断标准。患者脾虚，故见面色萎黄，神疲乏力，活动后加重，脾虚不运，水湿内盛，故见恶心、呕吐、纳差，大便质稀，4～6次/日。舌色淡白，舌体胖大有齿痕，苔黄腻，脉滑为脾虚湿胜之象。

西医诊断依据：

（1）患者为青年女性，急性起病，以主诉"恶心、呕吐伴腹泻1周，加重2天"入院。5天前曾于我院急诊就诊，查尿常规，KET 1.5mmol/L，BXB 3～8个/高倍视野，便常规未及异常。诊断为"急性胃肠炎、饥饿性酮症"。2天前再次就诊于我院急诊，查尿常规，KET 15mmol/L，B超及胸部X片回报均正常。诊断为"反胃、呕吐原因待查、饥饿性酮症、可疑胃炎、胆囊炎待除外"。今日查便常规：RBC 8～15个/高倍视野，WBC 10～15个/高倍高野，便潜血阳性。

（2）体格检查见神识清楚，精神尚可，查体合作。腹部对称，腹软，剑突下压痛，无反跳痛，肝脾肋下未及。墨菲征阴性。双肾区无压痛、叩击痛。

（3）辅助检查。尿常规：KET 15mmol/L。尿淀粉酶：700U/L。血常规：N% 76%。B超及胸部X片回报均正常。尿HCG、血HCG均为阴性。今日于门诊查便常规：RBC 8～15个/高倍视野，WBC 10～15个/高倍视野，便潜血阳性。

1. 诊断

初步诊断：

中医诊断：（1）呕吐

　　　　　　　脾虚湿胜

　　　　　（2）泄泻

　　　　　　　脾虚湿胜

西医诊断：呕吐、腹泻原因待查

　　　　　　可疑急性胃肠炎

　　　　　　可疑细菌性痢疾

　　　　　　　　　　　　　　住院医师（签名）：

　　　　　　　　　　　　　　主治医师（签名）：

2. 分析 本案患者急性发病，主要表现为恶心、呕吐，腹泻物呈稀水样，4～6次/日，伴有面色萎黄，神疲乏力，活动后加重等表现，为脾虚运化失司，水湿内盛所致。舌色淡白，舌体胖大有齿痕，苔黄腻，脉滑为脾虚湿胜之象。

3. 辨证要点 患者面色萎黄，神疲乏力，活动后加重，为脾虚之候，加之恶心、呕吐，腹泻物呈稀水样，4～6次/日，为脾虚运化失司，水湿内盛所致。舌色淡白，舌体胖大有齿痕，苔黄腻，脉滑为脾虚湿胜之象。故本病当辨证为脾虚湿胜。

4. 相关知识 除掌握住院病历书写规范外，应当了解以下相关知识：

（1）患者入院不足24小时出院的，可以书写24小时内入出院记录。内容包括患者姓名、性别、年龄、职业、入院时间、出院时间、主诉、入院情况、入院诊断、诊疗经过、出院情况、出院诊断、出院医嘱、医师签名等。

（2）患者入院不足24小时死亡的，可以书写24小时内入院死亡记录。内容包括患者姓名、性别、年龄、职业、入院时间、死亡时间、主诉、入院情况、入院诊断、诊疗经过（抢救经过）、死亡原因、死亡诊断、医师签名等。

（3）病程记录是指继入院记录之后，对患者病情和诊疗过程所进行的连续性记录。内容包括患者的病情变化情况及证候演变情况、重要的辅助检查结果及临床意义、上级医师查房意见、会诊意见、医师分析讨论意见、所采取的诊疗措施及效果、医嘱更改及理由、向患者及其近亲属告知的重要事项等。

中医方药记录格式参照中药饮片处方相关规定执行。

（4）出院记录是指经治医师对患者此次住院期间诊疗情况的总结，应当在患者出院后24小时内完成。内容主要包括入院日期、出院日期、入院情况、入院诊断、诊疗经过、出院诊断、出院情况、出院医嘱、中医调护、医师签名等。

（5）死亡记录是指经治医师对死亡患者住院期间诊疗和抢救经过的记录，应当在患者死亡后24小时内完成。内容包括入院日期、死亡时间、入院情况、入院诊断、诊疗经过（重点记录病情演变、抢救经过）、死亡原因、死亡诊断等。记录死亡时间应当具体到分钟。

（6）医嘱是指医师在医疗活动中下达的医学指令。医嘱单分为长期医嘱单和临时医嘱单。

长期医嘱单内容包括患者姓名、科别、住院病历号（或病案号）、页码、起始日期和时间、长期医嘱内容、停止日期和时间、医师签名、执行时间、执行护士签名。临时医嘱单内容包括医嘱时间、临时医嘱内容、医师签名、执行时间、执行护士签名等。

医嘱内容及起始、停止时间应当由医师书写。医嘱内容应当准确、清楚，每项医嘱应当只包含一个内容，并注明下达时间，应当具体到分钟。医嘱不得涂改。需要取消时，应当使用红色墨水标注"取消"字样并签名。

一般情况下，医师不得下达口头医嘱。因抢救急危患者需要下达口头医嘱时，护士应当复诵一遍。抢救结束后，医师应当即刻据实补记医嘱。

（7）辅助检查报告单是指患者住院期间所作各项检验、检查结果的记录。内容包括患者姓名、性别、年龄、住院病历号（或病案号）、检查项目、检查结果、报告日期、报告人员签名或者印章等。

（8）体温单为表格式，以护士填写为主。内容包括患者姓名、科室、床号、入院日期、住院病历号（或病案号）、日期、手术后天数、体温、脉搏、呼吸、血压、大便次数、出入液量、体重、住院周数等。

5. 实训要点　掌握入院记录的要求及内容：

（1）患者一般情况包括姓名、性别、年龄、民族、婚姻状况、出生地、职业、入院时间、记录时间、发病节气、病史陈述者。

（2）主诉是指促使患者就诊的主要症状（或体征）及持续时间。

（3）现病史是指患者本次疾病的发生、演变、诊疗等方面的详细情况，应当按时间顺序书写，并结合中医问诊，记录目前情况。内容包括发病情况、主要症状特点及其发展变化情况、伴随症状、发病后诊疗经过及结果、睡眠和饮食等一般情况的变化，以及与鉴别诊断有关的阳性或阴性资料等。

1）发病情况：记录发病的时间、地点、起病缓急、前驱症状、可能的原因或诱因。

2）主要症状特点及其发展变化情况：按发生的先后顺序描述主要症状的部位、性质、持续时间、程度、缓解或加剧因素，以及演变发展情况。

3）伴随症状：记录伴随症状，描述伴随症状与主要症状之间的相互关系。

4）发病以来诊治经过及结果：记录患者发病后到入院前，在院内、外接受检查与治疗的详细经过及效果。对患者提供的药名、诊断和手术名称需加引号（“”）以示区别。

5）发病以来一般情况：结合十问简要记录患者发病后的寒热、饮食、睡眠、情志、二便、体重等情况。

与本次疾病虽无紧密关系、但仍需治疗的其他疾病情况，可在现病史后另起一段予以记录。

（4）既往史是指患者过去的健康和疾病情况。内容包括既往一般健康状况、疾病史、传染病史、预防接种史、手术外伤史、输血史、食物或药物过敏史等。

（5）个人史，婚育史、月经史，家族史。

1）个人史：记录出生地及长期居留地，生活习惯及有无烟、酒、药物等嗜好，职业与工作条件及有无工业毒物、粉尘、放射性物质接触史，有无冶游史。

2）婚育史、月经史：婚姻状况、结婚年龄、配偶健康状况、有无子女等。女性患者记录经带胎产史，初潮年龄、行经期天数、间隔天数、末次月经时间（或闭经年龄），月经量、痛经及生育等情况。

3）家族史：父母、兄弟、姐妹健康状况，有无与患者类似疾病，有无家族遗传倾向的疾病。

（6）中医望、闻、切诊应当记录神色、形态、语声、气息、舌象、脉象等。

（7）体格检查应当按照系统循序进行书写。内容包括体温、脉搏、呼吸、血压、一般情况、皮肤、黏膜、全身浅表淋巴结、头部及其器官、颈部、胸部（胸廓、肺部、心脏、血管），腹部（肝、脾等），直肠肛门，外生殖器，脊柱，四肢，神经系统等。

（8）专科情况应当根据专科需要记录专科特殊情况。

（9）辅助检查指入院前所作的与本次疾病相关的主要检查及其结果。应分类按检查时间顺序记录检查结果，如系在其他医疗机构所作检查，应当写明该机构名称及检查号。

（10）初步诊断是指经治医师根据患者入院时情况，综合分析所作出的诊断。如初步诊断为多项时，应当主次分明。对待查病例应列出可能性较大的诊断。

（11）书写入院记录的医师签名。

【实训小结】

经过本案实训，应当掌握住院病历中住院病历首页、入院记录的主要内容，同时了解其他住院病历内容，包括病程记录、手术同意书、麻醉同意书、输血治疗知情同意书、特殊检查（特殊治疗）同意书、病危（重）通知书、医嘱单、辅助检查报告单、体温单、医学影像检查资料、病理资料等。学生应通过示教和实训掌握入院记录的书写规范。

1. 入院记录是指患者入院后，由经治医师通过望、闻、问、切及查体、辅助检查获得有关资料，并对这些资料归纳分析书写而成的记录。可分为入院记录、再次或多次入院记录、24 小时内入出院记录、24 小时内入院死亡记录。

入院记录、再次或多次入院记录应当于患者入院后 24 小时内完成；24 小时内入出院记录应当于患者出院后 24 小时内完成，24 小时内入院死亡记录应当于患者死亡后 24 小时内完成。

2. 再次或多次入院记录，是指患者因同一种疾病再次或多次住入同一医疗机构时书写的记录。要求及内容基本同入院记录。主诉是记录患者本次入院的主要症状（或体征）及持续时间。现病史中要求首先对本次住院前历次有关住院诊疗经过进行小结，然后再书写本次入院的现病史。

【思考与练习】

试完成一份中医住院病历的入院记录。

附 中医病历书写基本规范

第一章 基本要求

第一条 病历是指医务人员在医疗活动过程中形成的文字、符号、图表、影像、切片等资料的总和，包括门（急）诊病历和住院病历。

第二条 中医病历书写是指医务人员通过望、闻、问、切及查体、辅助检查、诊断、治疗、护理等医疗活动获得有关资料，并进行归纳、分析、整理形成医疗活动记录的行为。

第三条 病历书写应当客观、真实、准确、及时、完整、规范。

第四条 病历书写应当使用蓝黑墨水、碳素墨水，需复写的病历资料可以使用蓝或黑色油水的圆珠笔。计算机打印的病历应当符合病历保存的要求。

第五条 病历书写应当使用中文，通用的外文缩写和无正式中文译名的症状、体征、疾病名称等可以使用外文。

第六条 病历书写应规范使用医学术语，中医术语的使用依照相关标准、规范执行。要求文字工整，字迹清晰，表述准确，语句通顺，标点正确。

第七条 病历书写过程中出现错字时，应当用双线划在错字上，保留原记录清楚、可辨，并注明修改时间，修改人签名。不得采用刮、黏、涂等方法掩盖或去除原来的字迹。

上级医务人员有审查修改下级医务人员书写的病历的责任。

第八条 病历应当按照规定的内容书写，并由相应医务人员签名。

实习医务人员、试用期医务人员书写的病历，应当经过本医疗机构注册的医务人员审阅、修改并签名。

进修医务人员由医疗机构根据其胜任本专业工作实际情况认定后书写病历。

第九条 病历书写一律使用阿拉伯数字书写日期和时间，采用 24 小时制记录。

第十条 病历书写中涉及的诊断，包括中医诊断和西医诊断，其中中医诊断包括疾病诊断与证候诊断。

中医治疗应当遵循辨证论治的原则。

第十一条 对需取得患者书面同意方可进行的医疗活动，应当由患者本人签署知情同意书。患者不具备完全民事行为能力时，应当由其法定代理人签字；患者因病无法签字时，应当由其授权的人员签字；为抢救患者，在法定代理人或被授权人无法及时签字的情况下，可由医疗机构负责人或者授权的负责人签字。

因实施保护性医疗措施不宜向患者说明情况的，应当将有关情况告知患者近亲属，由患者近亲属签署知情同意书，并及时记录。患者无近亲属的或者患者近亲属无法签署同意书的，由患者的法定代理人或者关系人签署同意书。

第二章 门（急）诊病历书写内容及要求

第十二条 门（急）诊病历内容包括门（急）诊病历首页［门（急）诊手册封面］、病历记录、化验单（检验报告）、医学影像检查资料等。

第十三条 门（急）诊病历首页内容应当包括患者姓名、性别、出生年月日、民族、婚姻状况、职业、工作单位、住址、药物过敏史等项目。

门诊手册封面内容应当包括患者姓名、性别、年龄、工作单位或住址、药物过敏史等项目。

第十四条 门（急）诊病历记录分为初诊病历记录和复诊病历记录。

初诊病历记录书写内容应当包括就诊时间、科别、主诉、现病史、既往史、中医四诊情况、阳性体征、必要的阴性体征和辅助检查结果、诊断及治疗意见和医师签名等。

复诊病历记录书写内容应当包括就诊时间、科别、中医四诊情况、必要的体格检查和辅助检查结果、诊断、治疗处理意见和医师签名等。

急诊病历书写就诊时间应当具体到分钟。

第十五条 门（急）诊病历记录应当由接诊医师在患者就诊时及时完成。

第十六条 急诊留观记录是急诊患者因病情需要留院观察期间的记录，重点记录观察期间病情变化和诊疗措施，记录简明扼要，并注明患者去向。实施中医治疗的，应记录中医四诊、辨证施治情况等。抢救危重患者时，应当书写抢救记录。门（急）诊抢救记录书写内容及要求按照住院病历抢救记录书写内容及要求执行。

第三章 住院病历书写内容及要求

第十七条 住院病历内容包括住院病案首页、入院记录、病程记录、手术同意书、麻醉同意书、输血治疗知情同意书、特殊检查（特殊治疗）同意书、病危（重）通知书、医嘱单、辅助检查报告单、体温单、医学影像检查资料、病理资料等。

第十八条 入院记录是指患者入院后，由经治医师通过望、闻、问、切及查体、辅助检查获得有关资料，并对这些资料归纳分析书写而成的记录。可分为入院记录、再次或多次入院记录、24小时内入出院记录、24小时内入院死亡记录。

入院记录、再次或多次入院记录应当于患者入院后24小时内完成；24小时内入出院记录应当于患者出院后24小时内完成；24小时内入院死亡记录应当于患者死亡后24小时内完成。

第十九条 入院记录的要求及内容。

（一）患者一般情况包括姓名、性别、年龄、民族、婚姻状况、出生地、职业、入院时间、记录时间、发病节气、病史陈述者。

（二）主诉是指促使患者就诊的主要症状（或体征）及持续时间。

（三）现病史是指患者本次疾病的发生、演变、诊疗等方面的详细情况，应当按时间顺序书写，并结合中医问诊，记录目前情况。内容包括发病情况、主要症状特点及其发展变化情况、伴随症状、发病后诊疗经过及结果、睡眠和饮食等一般情况的变化，以及与鉴别诊断有关的阳性或阴性资料等。

1. 发病情况：记录发病的时间、地点、起病缓急、前驱症状、可能的原因或诱因。

2. 主要症状特点及其发展变化情况：按发生的先后顺序描述主要症状的部位、性质、持续时间、程度、缓解或加剧因素，以及演变发展情况。

3. 伴随症状：记录伴随症状，描述伴随症状与主要症状之间的相互关系。

4. 发病以来诊治经过及结果：记录患者发病后到入院前，在院内、外接受检查与治疗的详细经过及效果。对患者提供的药名、诊断和手术名称需加引号（" "）以示区别。

5. 发病以来一般情况：结合十问简要记录患者发病后的寒热、饮食、睡眠、情志、二便、体重等情况。

与本次疾病虽无紧密关系但仍需治疗的其他疾病情况，可在现病史后另起一段予以记录。

（四）既往史是指患者过去的健康和疾病情况。内容包括既往一般健康状况、疾病史、传染病史、预防接种史、手术外伤史、输血史、食物或药物过敏史等。

（五）个人史，婚育史、月经史，家族史。

1. 个人史：记录出生地及长期居留地，生活习惯及有无烟、酒、药物等嗜好，职业与工作条件及有无工业毒物、粉尘、放射性物质接触史，有无冶游史。

2. 婚育史、月经史：婚姻状况、结婚年龄、配偶健康状况、有无子女等。女性患者记录经带胎产史，初潮年龄、行经期天数、间隔天数、末次月经时间（或闭经年龄）、月经量、痛经及生育等情况。

3. 家族史：父母、兄弟、姐妹健康状况，有无与患者类似疾病，有无家族遗传倾向的疾病。

（六）中医望、闻、切诊应当记录神色、形态、语声、气息、舌象、脉象等。

（七）体格检查应当按照系统循序进行书写。内容包括体温、脉搏、呼吸、血压，一般情况、皮肤、黏膜，全身浅表淋巴结，头部及其器官，颈部、胸部（胸廓、肺部、心脏、血管），腹部（肝、脾等），直肠肛门，外生殖器，脊柱，四肢，神经系统等。

（八）专科情况应当根据专科需要记录专科特殊情况。

（九）辅助检查指入院前所作的与本次疾病相关的主要检查及其结果。应分类按检查时间顺序记录检查结果，如系在其他医疗机构所作检查，应当写明该机构名称及检查号。

（十）初步诊断是指经治医师根据患者入院时情况，综合分析所作出的诊断。如初步诊断为多项时，应当主次分明。对待查病例应列出可能性较大的诊断。

（十一）书写入院记录的医师签名。

第二十条 再次或多次入院记录，是指者因同一种疾病再次或多次住入同一医疗机构时书写的记录。要求及内容基本同入院记录。主诉是记录患者本次入院的主要症状（或体征）及持续时间。现病史中要求首先对本次住院前历次有关住院诊疗经过进行小结，然后再书写本次入院的现病史。

第二十一条 患者入院不足24小时出院的，可以书写24小时内入出院记录。内容包括患者姓名、性别、年龄、职业、入院时间、出院时间、主诉、入院情况、入院诊断、诊疗经过、出院情况、出院诊断、出院医嘱、医师签名等。

第二十二条 患者入院不足24小时死亡的，可以书写24小时内入院死亡记录。内容包括患者姓名、性别、年龄、职业、入院时间、死亡时间、主诉、入院情况、入院诊断、诊疗经过（抢救经过）、死亡原因、死亡诊断、医师签名等。

第二十三条　病程记录是指继入院记录之后，对患者病情和诊疗过程所进行的连续性记录。内容包括患者的病情变化情况及证候演变情况、重要的辅助检查结果及临床意义、上级医师查房意见、会诊意见、医师分析讨论意见、所采取的诊疗措施及效果、医嘱更改及理由、向患者及其近亲属告知的重要事项等。

中医方药记录格式参照中药饮片处方相关规定执行。

病程记录的要求及内容：

（一）首次病程记录是指患者入院后由经治医师或值班医师书写的第一次病程记录，应当在患者入院 8 小时内完成。首次病程记录的内容包括病例特点、拟诊讨论（诊断依据及鉴别诊断）、诊疗计划等。

1. 病例特点：应当在对病史、四诊情况、体格检查和辅助检查进行全面分析、归纳和整理后写出本病例特征，包括阳性发现和具有鉴别诊断意义的阴性症状和体征等。

2. 拟诊讨论（诊断依据及鉴别诊断）：根据病例特点，提出初步诊断和诊断依据；对诊断不明的写出鉴别诊断并进行分析；并对下一步诊治措施进行分析。诊断依据包括中医辨病辨证依据与西医诊断依据，鉴别诊断包括中医鉴别诊断与西医鉴别诊断。

3. 诊疗计划：提出具体的检查、中西医治疗措施及中医调护等。

（二）日常病程记录是指对患者住院期间诊疗过程的经常性、连续性记录。由经治医师书写，也可以由实习医务人员或试用期医务人员书写，但应有经治医师签名。书写日常病程记录时，首先标明记录时间，另起一行记录具体内容。对病危患者应当根据病情变化随时书写病程记录，每天至少 1 次，记录时间应当具体到分钟。对病重患者，至少 2 天记录一次病程记录。对病情稳定的患者，至少 3 天记录一次病程记录。

日常病程记录应反映四诊情况及治法、方药变化及其变化依据等。

（三）上级医师查房记录是指上级医师查房时对患者病情、诊断、鉴别诊断、当前治疗措施疗效的分析及下一步诊疗意见等的记录。

主治医师首次查房记录应当于患者入院 48 小时内完成。内容包括查房医师的姓名、专业技术职务、补充的病史和体征、理法方药分析、诊断依据与鉴别诊断的分析及诊疗计划等。

主治医师日常查房记录间隔时间视病情和诊疗情况确定，内容包括查房医师的姓名、专业技术职务、对病情的分析和诊疗意见等。

科主任或具有副主任医师以上专业技术职务任职资格医师查房的记录，内容包括查房医师的姓名、专业技术职务、对病情和理法方药的分析及诊疗意见等。

（四）疑难病例讨论记录是指由科主任或具有副主任医师以上专业技术任职资格的医师主持、召集有关医务人员对确诊困难或疗效不确切病例讨论的记录。内容包括讨论日期、主持人、参加人员姓名及专业技术职务、具体讨论意见及主持人小结意见等。

（五）交（接）班记录是指患者经治医师发生变更之际，交班医师和接班医师分别对患者病情及诊疗情况进行简要总结的记录。交班记录应当在交班前由交班医师书写完成，接班记录应当由接班医师于接班后 24 小时内完成。交（接）班记录的内容包括入院日期，交班或接班日期、患者姓名，性别，年龄，主诉，入院情况，入院诊断，诊疗经过，目前情况，目前诊断，交班注意事项或接班诊疗计划，医师签名等。

（六）转科记录是指患者住院期间需要转科时，经转入科室医师会诊并同意接收后，由转出科室和转入科室医师分别书写的记录。包括转出记录和转入记录。转出记录由转出科室医师在患者转出科室前书写完成（紧急情况除外）；转入记录由转入科室医师于患者转入后 24 小时内完成。转科记录内容包括入院日期，转出或转入日期，转出、转入科室，患者姓名、性别、年龄、主诉、入院情况、入院诊断、诊疗经过、目前情况、目前诊断、转科目的及注意事项或转入诊疗计划、医师签名等。

（七）阶段小结是指患者住院时间较长，由经治医师每月所作病情及诊疗情况总结。阶段小结的内容包括入院日期、小结日期、患者姓名、性别、年龄、主诉、入院情况、入院诊断、诊疗经过、目前情况、目前诊断、诊疗计划、医师签名等。

交（接）班记录、转科记录可代替阶段小结。

（八）抢救记录是指患者病情危重，采取抢救措施时作的记录。因抢救急危患者，未能及时书写病历的，有关医务人员应当在抢救结束后 6 小时内据实补记，并加以注明。内容包括病情变化情况、抢救时间及措施、参加抢救的医务人员姓名及专业技术职称等。记录抢救时间应当具体到分钟。

（九）有创诊疗操作记录是指在临床诊疗活动过程中进行的各种诊断、治疗性操作（如胸腔穿刺、腹腔穿刺等）的记录。应当在操作完成后即刻书写。内容包括操作名称、操作时间、操作步骤、结果及患者一般情况，记录过程是否顺利、有无不良反应，术后注意事项及是否向患者说明，操作医师签名。

（十）会诊记录（含会诊意见）是指患者在住院期间需要其他科室或者其他医疗机构协助诊疗时，分别由申请医师和会诊医师书写的记录。会诊记录应另页书写。内容包括申请会诊记录和会诊意见记录。申请会诊记录应当简要载明患者病情及诊疗情况、申请会诊的理由和目的、申请会诊医师签名等。常规会诊意见记录应当由会诊医师在会诊申请发出后 48 小时内完成，急会诊时会诊医师应当在会诊申请发出后 10 分钟内到场，并在会诊结束后即刻完成会诊记录。会诊记录内容包括会诊意见、会诊医师所在的科别或者医疗机构名称、会诊时间及会诊医师签名等。申请会诊医师应在病程记录中记录会诊意见执行情况。

（十一）术前小结是指在患者手术前，由经治医师对患者病情所作的总结。内容包括简要病情、术前诊断、手术指征、拟施手术名称和方式、拟施麻醉方式、注意事项，并记录手术者术前查看患者相关情况等。

（十二）术前讨论记录是指因患者病情较重或手术难度较大，手术前在上级医师主持下，对拟实施手术方式和术中可能出现的问题及应对措施所作的讨论。讨论内容包括术前准备情况、手术指征、手术方案、可能出现的意外及防范措施、参加讨论者的姓名及专业技术职务、具体讨论意见及主持人小结意见、讨论日期、记录者的签名等。

（十三）麻醉术前访视记录是指在麻醉实施前，由麻醉医师对患者拟施麻醉进行风险评估的记录。麻醉术前访视可另立单页，也可在病程中记录。内容包括姓名、性别、年龄、科别、病案号、患者一般情况、简要病史、与麻醉相关的辅助检查结果、拟行手术方式、拟行麻醉方式、麻醉适应证及麻醉中需注意的问题、术前麻醉医嘱、麻醉医师签字并填写日期。

（十四）麻醉记录是指麻醉医师在麻醉实施中书写的麻醉经过及处理措施的记录。麻醉记录应当另页书写，内容包括患者一般情况，术前特殊情况，麻醉前用药，术前诊断，术中诊断，手术方式及日期，麻醉方式，麻醉诱导及各项操作开始及结束时间，麻醉期间用药名称、方式及剂量，麻醉期间特殊或突发情况及处理，手术起止时间，麻醉医师签名等。

（十五）手术记录是指手术者书写的反映手术一般情况、手术经过、术中发现及处理等情况的特殊记录，应当在术后 24 小时内完成。特殊情况下由第一助手书写时，应有手术者签名。手术记录应当另页书写，内容包括一般项目（患者姓名、性别、科别、病房、床位号、住院病历号或病案号）、手术日期、术前诊断、术中诊断、手术名称、手术者及助手姓名、麻醉方法、手术经过、术中出现的情况及处理等。

（十六）手术安全核查记录是指由手术医师、麻醉医师和巡回护士三方，在麻醉实施前、手术开始前和病人离室前，共同对病人身份、手术部位、手术方式、麻醉及手术风险、手术使用物品清点等内容进行核对的记录，输血的病人还应对血型、用血量进行核对。应有手术医师、麻醉医师和巡回护士三方核对、确认并签字。

（十七）手术清点记录是指巡回护士对手术患者术中所用血液、器械、敷料等的记录，应当在手术结束后即时完成。手术清点记录应当另页书写，内容包括患者姓名、住院病历号（或病案号）、手术日期、手术名称、术中所用各种器械和敷料数量的清点核对、巡回护士和手术器械护士签名等。

（十八）术后首次病程记录是指参加手术的医师在患者术后即时完成的病程记录。内容包括手术时间、术中诊断、麻醉方式、手术方式、手术简要经过、术后处理措施、术后应当特别注意观察的事项等。

（十九）麻醉术后访视记录是指麻醉实施后，由麻醉医师对术后患者麻醉恢复情况进行访视的记录。麻醉术后访视可另立单页，也可在病程中记录。内容包括姓名、性别、年龄、科别、病案号、患者一般情况、麻醉恢复情况、清醒时间、术后医嘱、是否拔除气管插管等，如有特殊情况应详细记录，麻醉医师签字并填写日期。

（二十）出院记录是指经治医师对患者此次住院期间诊疗情况的总结，应当在患者出院后 24 小时内完成。内容主要包括入院日期、出院日期、入院情况、入院诊断、诊疗经过、出院诊断、出院情况、出院医嘱、中医调护、医师签名等。

（二十一）死亡记录是指经治医师对死亡患者住院期间诊疗和抢救经过的记录，应当在患者死亡后 24 小时内完成。内容包括入院日期、死亡时间、入院情况、入院诊断、诊疗经过（重点记录病情演变、抢救经过）、死亡原因、死亡诊断等。记录死亡时间应当具体到分钟。

（二十二）死亡病例讨论记录是指在患者死亡一周内，由科主任或具有副主任医师以上专业技术职务任职资格的医师主持，对死亡病例进行讨论、分析的记录。内容包括讨论日期、主持人及参加人员姓名、专业技术职务、具体讨论意见及主持人小结意见、记录者的签名等。

（二十三）病重（病危）患者护理记录是指护士根据医嘱和病情对病重（病危）患者住院期间护理过程的客观记录。病重（病危）患者护理记录应当根据相应专科的护理特点书写。内容包括患者姓名，科别，住院病历号（或病案号），床位号，页码，记录日期和时间，出入液量、体温、脉搏、呼吸、血压等病情观察，护理措施和效果，护士签名等。记录时间应当具体到分钟。

采取中医护理措施应当体现辨证施护。

第二十四条　手术同意书是指手术前，经治医师向患者告知拟施手术的相关情况，并由患者签署是否同意手术的医学文书。内容包括术前诊断、手术名称、术中或术后可能出现的并发症、手术风险、患者签署意见并签名、经治医师和术者签名等。

第二十五条　麻醉同意书是指麻醉前，麻醉医师向患者告知拟施麻醉的相关情况，并由患者签署是否同意麻醉意见的医学文书。内容包括患者姓名、性别、年龄、病案号、科别、术前诊断、拟行手术方式、拟行麻醉方式，患者基础疾病及可能对麻醉产生影响的特殊情况，麻醉中拟行的有创操作和监测，麻醉风险、可能发生的并发症及意外情况，患者签署意见并签名、麻醉医师签名并填写日期。

第二十六条　输血治疗知情同意书是指输血前，经治医师向患者告知输血的相关情况，并由患者签署是否同意输血的医学文书。输血治疗知情同意书内容包括患者姓名、性别、年龄、科别、病案号、诊断、输血指征、拟输血成分、输血前有关检查结果、输血风险及可能产生的不良后果、患者签署意见并签名、医师签名并填写日期。

第二十七条　特殊检查、特殊治疗同意书是指在实施特殊检查、特殊治疗前，经治医师向患者告知特殊检查、特殊治疗的相关情况，并由患者签署是否同意检查、治疗的医学文书。内容包括特殊检查、特殊治疗项目名称、目的、可能出现的并发症及风险、患者签名、医师签名等。

第二十八条　病危（重）通知书是指因患者病情危、重时，由经治医师或值班医师向患者家属告知病情，并由患方签名的医疗文书。内容包括患者姓名、性别、年龄、科别、目前诊断及病情危重情况、患方签名、医师签名并填写日期。一式两份，一份交患方保存，另一份归病历中保存。

第二十九条　医嘱是指医师在医疗活动中下达的医学指令。医嘱单分为长期医嘱单和临时医嘱单。

长期医嘱单内容包括患者姓名、科别、住院病历号（或病案号）、页码、起始日期和时间、长期医嘱内容、停止日期和时间、医师签名、执行时间、执行护士签名。临时医嘱单内容包括医嘱时间、临时医嘱内容、医师签名、执行时间、执行护士签名等。

医嘱内容及起始、停止时间应当由医师书写。医嘱内容应当准确、清楚，每项医嘱应当只包含一个内容，并注明下达时间，应当具体到分钟。医嘱不得涂改。需要取消时，应当使用红色墨水标注"取消"字样并签名。

一般情况下，医师不得下达口头医嘱。因抢救急危患者需要下达口头医嘱时，护士应当复诵一遍。抢救结束后，医师应当即刻据实补记医嘱。

第三十条　辅助检查报告单是指患者住院期间所作各项检验、检查结果的记录。内容包括患者姓名、性别、年龄、住院病历号（或病案号）、检查项目、检查结果、报告日期、报告人员签名或者印章等。

第三十一条　体温单为表格式，以护士填写为主。内容包括患者姓名、科室、床号、入院日期、住院病历号（或病案号）、日期、手术后天数、体温、脉搏、呼吸、血压、大便次数、出入液量、体重、住院周数等。

第四章　打印病历内容及要求

第三十二条　打印病历是指应用字处理软件编辑生成并打印的病历（如 Word 文档、WPS 文档等）。打印病历应当按照本规定的内容录入并及时打印，由相应医务人员手写签名。

第三十三条　医疗机构打印病历应当统一纸张、字体、字号及排版格式。打印字迹应清楚易认，符合病历保存期限和复印的要求。

第三十四条　打印病历编辑过程中应当按照权限要求进行修改，已完成录入打印并签名的病历不得修改。

第五章　其他

第三十五条　中医住院病案首页应当按照《国家中医药管理局关于修订印发中医住院病案首页的通知》（国中医药发〔2001〕6 号）的规定书写。

第三十六条　特殊检查、特殊治疗按照《医疗机构管理条例实施细则》（1994 年卫生部令第 35 号）有关规定执行。

第三十七条　中西医结合病历书写参照本规范执行。民族医病历书写基本规范由有关省、自治区、直辖市中医药行政管理部门依据本规范另行制定。

第三十八条　中医电子病历基本规范由国家中医药管理局另行制定。

第三十九条　本规范自 2010 年 7 月 1 日起施行。卫生部、国家中医药管理局于2002 年颁布的《中医、中西医结合病历书写基本规范（试行）》（国中医药发〔2002〕36 号）同时废止。

中医病历书写格式

一、入院记录

姓名：　　　　　　　　　出生地：

性别：　　　　　　　　　职业：

年龄：　　　　　　　　　民族：

婚况：　　　　　　　　　入院日期：　年　月　日　时

病史陈述者：　　　　　　记录日期：　年　月　日　时

发病节气：　　　　　　　可靠程度：

主诉：患者就诊的主要症状（或体征）及持续时间。要求重点突出，高度概括，简明扼要。

现病史：系统记录患者本次疾病从发病到就诊前疾病的发生、发展、变化和诊治经过。应当按时间顺序书写，并结合中医问诊，记录目前情况。内容包括发病情况、主要症状特点及其发展变化情况、伴随症状、发病后诊疗经过及结果、睡眠和饮食等一般情况的变化，以及与鉴别诊断有关的阳性或阴性资料等。①发病情况：记录发病的时间、地点、起病缓急、前驱症状、可能的原因或诱因。②主要症状特点及其发展变化情况：按发生的先后顺序描述主要症状的部位、性质、持续时间、程度、缓解或加剧因素，以及演变发展情况。③伴随症状：记录伴随症状，描述伴随症状与主要症状之间的相互关系。④发病以来诊治经过及结果：记录患者发病后到入院前，在院内、外接受检查与治疗的详细经过及效果。对患者提供的药名、诊断和手术名称需加引号（""）以示区别。⑤发病以来一般情况：结合十问简要记录患者发病后的寒热、饮食、睡眠、情志、二便、体重等情况。⑥与本次疾病虽无紧密关系，但仍需治疗的其他疾病情况，可在现病史后另起一段予以记录。⑦如果怀疑自杀、被杀、被打或其他意外情况者，应注意真实记录，不得加以主观推断、评论或猜测。

既往史：系统全面记录既往健康与疾病情况，防止遗漏。包括以下内容：①既往健康状况：虚弱还是健康。②疾病史，传染病、地方病、职业病史，应按时间顺序记录诊断、治疗情况。③预防接种史、手术外伤史、输血史、药物（及食物）过敏史等。

个人史：①患者的出生地及经历地区，特别要注意自然疫源地及地方病流行区，说明迁徙年月。②居住环境和条件。③生活及饮食习惯、烟酒嗜好程度、性格特点。④过去及目前的职业及其工作情况，粉尘、毒物、放射性物质、传染病接触史，有无冶游史等。⑤其他重要个人史。⑥婚育史：结婚年龄、配偶健康情况等。女性患者要记录经带胎产情况，初潮年龄、行经期天数、间隔天数、末次月经时间（或闭经年龄）、月经量、痛经及生育等情况。月经史记录格式为：

$$月经初潮年龄 \frac{每次行经天数}{经期间隔天数} 闭经年龄或末次月经时间$$

家族史：记录直系亲属及与本人生活有密切关系亲属的健康状况与患病情况。

体格检查：

1. 生命体征：体温（T）、脉搏（P）、呼吸（R）、血压（BP）。
2. 一般状况：望神、望色、望形、望态、声音、气味、舌象、脉象。
3. 皮肤、黏膜：皮肤、黏膜。
4. 全身浅表淋巴结：淋巴结。
5. 头部及其器官：头颅、眼、耳、鼻、口腔。
6. 颈部：形、态、气管、甲状腺、颈脉。
7. 胸部：胸廓、肺脏、心脏、血管。
8. 腹部：肝脏、胆囊、脾脏、肾脏、膀胱。
9. 直肠肛门：直肠、肛门。
10. 外生殖器：外生殖器。
11. 脊柱：脊柱。
12. 四肢：四肢、指（趾）甲。

13. 神经系统：感觉、运动、浅反射、深反射、病理反射。

14. 经络与腧穴：经络、腧穴、耳穴。

专科检查：根据专科需要记录专科特殊情况。

辅助检查：采集病史时已获得的与本次疾病相关的主要检查及其结果。应当写明检查日期，如系在其他医疗机构所作检查，应当写明该机构的名称。

诊断依据：汇集"四诊"资料，运用中医临床诊断思维方法，分析归纳中医辨病、辨证及鉴别诊断的依据。

初步诊断：中医诊断：疾病诊断（包括主要疾病和其他疾病）。

证候诊断（包括相兼证候）。

西医诊断：包括主要疾病和其他疾病。

（如有修正诊断、确定诊断、补充诊断时，应当书写在原诊断的左下方，并注明修改日期、修改人员签名，应保持原记录清楚、可辨。）

实习医师（签名）：

经治医师（签名）：

二、门（急）诊病历记录

门诊手册封面

姓名：　　　　　　性别：　　　　　　出生年月：

单位或住址：

药物过敏：

初诊病历记录

医疗机构名称：　　　　　　　　　　科别：

就诊时间：　年　月　日　时　分

主诉：患者就诊的主要症状（或体征）及持续时间。要求重点突出，高度概括，简明扼要。

现病史：简要记录患者本次疾病从发病到就诊前疾病的发生、发展、变化和诊治经过。应当按时间顺序书写，并结合中医问诊，记录目前情况。内容包括发病情况、主要症状特点及其发展变化情况、伴随症状、发病后诊疗经过及结果、睡眠和饮食等一般情况的变化，以及与鉴别诊断有关的阳性或阴性资料等。

现既往：记录既往健康与疾病情况，包括以下内容：①既往健康状况。②疾病史。③预防接种史、手术外伤史、输血史、药物（及食物）过敏史等。

体格检查：简要记录与本次就诊相关的体征及阳性体征。具体可分为：

1. 生命体征：体温（T）、脉搏（P）、呼吸（R）、血压（BP）。

2. 一般状况：望神、望色、望形、望态、声音、气味、舌象、脉象。

3. 皮肤、黏膜：皮肤、黏膜。

4. 全身浅表淋巴结：淋巴结。

5. 头部及其器官：头颅、眼、耳、鼻、口腔。

6. 颈部：形、态、气管、甲状腺、颈脉。

7. 胸部：胸廓、肺脏、心脏、血管。

8. 腹部：肝脏、胆囊、脾脏、肾脏、膀胱。

9. 直肠肛门：直肠、肛门。

10. 外生殖器：外生殖器。

11. 脊柱：脊柱。

12. 四肢：四肢、指（趾）甲。

13. 神经系统：感觉、运动、浅反射、深反射、病理反射。

14. 经络与腧穴：经络、腧穴、耳穴。

辅助检查：辅助检查结果。

诊断：中医诊断：疾病诊断（包括主要疾病和其他疾病）。

　　　　　　　证候诊断（包括相兼证候）。

　　　西医诊断：包括主要疾病和其他疾病。

处理：处理的具体细则，包括注意事项、辅助检查项目、中医治疗、西医治疗、复诊时间等。

医师（签名）：